Docteur A. S. WEBER

TRAITÉ

DE LA

MASSOTHÉRAPIE

PRÉCÉDÉ D'UNE PRÉFACE

par

le Docteur PÉAN

Chirurgien des Hôpitaux
Membre de l'Académie de Médecine

AVEC 30 FIGURES DANS LE TEXTE

PARIS

G. MASSON, ÉDITEUR

Libraire de l'Académie de Médecine

120, Boulevard St-Germain

1891

TRAITÉ

DE LA MASSOTHÉRAPIE

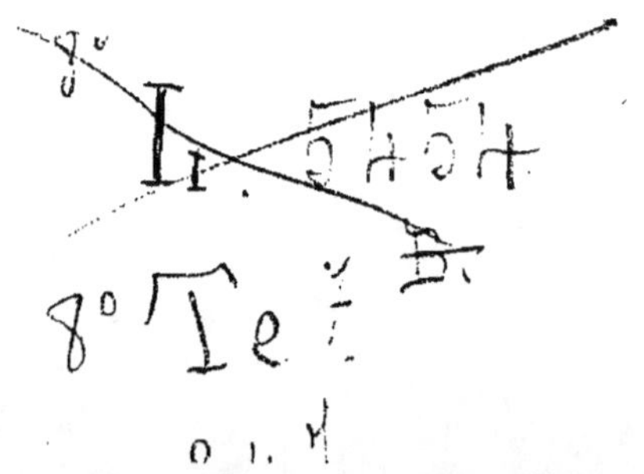

Docteur A. S. WEBER

TRAITÉ

DE LA

MASSOTHÉRAPIE

PRÉCÉDÉ D'UNE PRÉFACE

par

le Docteur PÉAN

Chirurgien des Hôpitaux
Membre de de l'Académie de Médecine

AVEC 30 FIGURES DANS LE TEXTE

PARIS

G. MASSON, ÉDITEUR

Libraire de l'Académie de Médecine

120, Boulevard St-Germain

1891

PRÉFACE

—

Depuis les temps les plus reculés on a eu recours au massage, mais jusqu'en ces dernières années, il est demeuré l'apanage exclusif des empiriques. La science officielle semblait n'avoir cure de ce mode de traitement. De nos jours, heureusement, il n'en est plus de même, et les médecins ont vu tout le parti que l'on pouvait retirer de cette méthode de traitement. Ils ont enfin compris, devant les brillants résultats obtenus par des mains exercées, que le massage, loin d'être banal, était digne de fixer leur attention, aussi s'accordent-ils à reconnaître la puissance de ce moyen thérapeutique de premier ordre.

Des travaux nombreux et du plus grand mérite ont été successivement publiés qui ont prouvé que la Massothérapie ou le massage rationnel est une science nouvelle. En France, des chirurgiens éminents, des maîtres justement estimés, tels que Dupuytren, Velpeau, Nélaton, Maisonneuve, ont insisté sur le bénéfice que l'on peut en retirer dans le traitement des traumatismes. En

Suède, plusieurs médecins ont montré ses avantages pour la cure des maladies nerveuses en combinant la Massothérapie avec les exercices gymnastiques. Toutes ces tentatives ont donné des résultats si encourageants que, en France et en Allemagne, plusieurs chirurgiens n'ont pas hésité à appliquer cette méthode au traitement des affections viscérales, telles que celles de l'utérus, du tube digestif, des centres nerveux, en l'associant à l'hydrothérapie et l'électricité.

Depuis de longues années déjà le docteur Weber l'a employée dans ces divers modes d'application et lui doit ses plus brillants succès.

Comme on peut s'en convaincre à la lecture du livre qu'il soumet aujourd'hui à l'appréciation du public médical, le côté scientifique a été aussi bien traité que la partie pratique. C'est de main de maître qu'il a décrit le manuel opératoire de la Massothérapie, les indications et contre-indications en chirurgie, en médecine, en obstétrique et gynécologie. Il ne faudrait pas croire, comme on pourrait être tenté de le faire, que le massage est à la portée de tous. La Massothérapie, pour rendre tous les services qu'on est en droit d'en attendre, demande de la part de celui qui l'applique des connaissances spéciales aussi bien en anatomie qu'en pathologie. Autant le massage appliqué par un praticien habile, est avantageux dans les affections qui exigent son emploi, autant il est dangereux s'il est confié aux mains inexercées de personnes n'ayant pas fait d'études spéciales.

Le livre du docteur Weber a justement pour but

d'éclairer toutes ces questions, et dans le texte, sont intercalées de nombreuses figures qui en rendent la lecture plus facile et plus attrayante.

Aussi nous nous faisons un véritable plaisir de recommander cet ouvrage à tous les médecins qui sont désireux de s'instruire et de se tenir au courant des progrès de la science médicale moderne.

Docteur PÉAN

Paris, le 23 février 1891.

INTRODUCTION

Depuis plus de dix ans, je me suis adonné à l'étude du massage que j'associe ordinairement en thérapeutique à l'électricité. J'ai visité presque tous les grands centres de l'ancien et du nouveau continent, et dans nombre de ces pays, j'ai pu étudier, auprès des maîtres, les effets physiologiques et thérapeutiques de cette merveilleuse méthode. J'ai vu à l'île de Java le massage exécuté par des aveugles. J'ai vu au Mexique les Indiens faire les accouchements au moyen de l'expression. J'ai emprunté à ce mode d'accouchement ce qu'il a de bon ; j'ai rejeté les pratiques barbares et dangereuses, je suis ainsi arrivé à un manuel opératoire qui m'a donné les plus brillants résultats et que je relaterai prochainement dans un ouvrage sur cette question.

J'ai appliqué également le massage aux différentes branches de l'art de guérir. Le succès a dépassé toutes mes espérances. J'ai déja publié une partie des résultats obtenus dans un ouvrage antérieur sur *Le traitement par l'électricité et le massage*. J'ai fondé dernièrement une *Revue de la masso-électro-thérapie* où nombre de savants publient leurs succès et leurs recherches sur ces questions. Il s'est ainsi formé à côté de l'école suédoise, une école française de massothérapie avec Lebatard, mon excellent ami le Dr Mervy, Estradère et tant d'autre dont le nom m'échappe. Ce ne fut d'abord qu'un petit cénacle. Au début nous étions peu nombreux. Maintenant, nous sommes une légion. Les médecins français ne seront donc plus obligés d'envoyer leurs malades à Wiesbaden, à une sorte d'athlète brutal. Point n'est besoin, en effet, pour être un bon masseur, d'être un colosse; il suffit seulement de bien savoir son anatomie.

Le massage, méthode excellente en soi, demande, pour être utile, des mains exercées et une connaissance approfondie des organes sur lesquels on opère.

Nous n'avons pas encore actuellement, en France, d'ouvrage complet et vraiment scientifique sur cette matière. J'ai voulu combler cette lacune. Il est temps en effet, que le massage sorte du domaine de l'empirisme ou de la pratique particulière, et que tous les médecins puissent s'en servir dans les cas où il est utile.

Espérons que bientôt une loi sera votée, qui, frappant les masseurs empiriques dénués des notions d'anatomie même les plus vulgaires, au même titre que les rebouteurs, permettra de les poursuivre pour exercice illégal de la médecine.

D'ailleurs, les encouragements ne m'ont pas manqué, pour mener à bonne fin ma tâche. Le grand novateur en chirurgie du siècle, l'illustre Dr Péan a souvent vanté, dans ses leçons, les heureux effets du massage. Le savant disciple de Lizter, le Dr J. Lucas Championnière, l'emploie journellement dans les entorses et les fractures.

Puis, à côté des maîtres, Vulliet, Estradère, Baréty,

Mervy, Gilles, ont formé une jeune école d'où sortiront bientôt des maîtres : Raoul Vaucher, Emile Laurent, etc. A tous ceux qui me secondent dans cette tâche humanitaire, merci. Nos efforts ne manqueront pas de placer, avant peu, l'école française de massothérapie au-dessus de toutes les écoles étrangères.

PREMIÈRE PARTIE

THÉORIE ET TECHNIQUE DU MASSAGE

CHAPITRE I.

—

Histoire du massage.

I

La massothérapie est une des médications les plus anciennes. Elle doit dater des origines du genre humain.

N'est-elle pas, en effet, instinctive, cette méthode? L'idée qui surgit, tout d'abord, du cerveau d'un individu qui s'est heurté violemment ou a reçu un coup, n'est-elle pas de s'efforcer, par des frottements et des frictions multiples, à calmer sa douleur! C'est, à peu de chose près, avec l'eau, le mouvement et l'exercice, toute la thérapeutique qu'avait à sa disposition l'homme primitif.

Cette opinion est d'autant mieux fondée que les premiers auteurs qui ont écrit sur l'art de guérir, signalent le massage, comme un agent si connu et si vulgaire à leur époque, qu'il était exercé par les pédatribes dans les établissements gymnastiques.

Dans l'Inde et dans la Chine, 2,700 ans avant notre ère, on employait une sorte de gymnastique que l'on pourrait appeler médicale, comme le massage, dans le but religieux *de se renouveler chaque jour et de se perfectionner sans cesse.*

Mais ce seraient les Indiens qui auraient les premiers employé le massage qu'ils désignaient sous le nom de *schampooing* (1) et ce serait à eux que les Chinois l'auraient emprunté. Quant à son usage en Chine, dès les temps les plus reculés, il est indiscutable, et on trouve, même dans le *Cong-Fou* traduit en 1779 par le père Amiot, la pratique de la gymnastique de Ling (2).

De la Chine, la pratique du massage s'étendit à l'Egypte où on en faisait un fréquent usage dans les bains si en honneur en ce pays. On l'y pratique encore aujourd'hui avec une dextérité vraiment remarquable. J'ai pu juger par moi-même combien ces bains sont délicieux et quelle action salutaire ils exercent.

Je ne saurais mieux faire que de citer ici un passage de Savary décrivant les bains du grand Caire.

« Les personnes qui prennent le bain ne sont point emprisonnées, comme en France, dans une espèce de cuvier où l'on n'est jamais à son aise. Couchées sur un drap étendu, la tête appuyée sur un petit coussin, elles prennent librement toutes les postures qui leur conviennent. Cependant un nuage de vapeur les enveloppe et pénètre dans tous leurs pores.

« Lorsque l'on s'est reposé quelque temps, qu'une douce moiteur s'est répandue dans tout le corps, un serviteur vient, vous presse mollement, vous retourne, et, quand les membres sont devenus flexibles, il fait craquer les jointures sans effort. Il masse et semble

(1) Voyez à ce propos : Weiss Bela. *Ueber massage*, etc. ..*Wiener Klinik*. 11 et 12 — Ritterfeld. *Confeld. Die massage*. Wiesbaden. *1881*. — Haufe. *Ueber massage*. Franckfort. 1881.

(2) Voyez : Lepage. Thèse. 1813.

pétrir les chairs, sans que l'on éprouve la plus légère douleur.

« Cette opération finie, il s'arme d'un gant d'étoffe et vous frotte longtemps. Pendant ce travail il détache du corps du patient tout en nage, il enlève jusqu'aux saletés imperceptibles qui bouchent les pores. La peau devient douce et unie comme le satin. Il vous conduit ensuite dans un cabinet, vous verse sur la tête de l'écume de savon parfumé et se retire.

« Les anciens faisaient plus d'honneur à leurs hôtes et les traitaient d'une manière plus voluptueuse. En effet, pendant que Télémaque était à la Cour de Nestor, la belle Polycaste, la plus jeune des filles du roi de Pylos, conduisit le fils d'Ulysse au bain, le lava de ses propres mains, et, après avoir répandu sur son corps des essences précieuses, le couvrit de riches habits et d'un manteau éclatant. Pisistrate et Télémaque ne furent pas moins bien traités dans le palais de Ménélas. Lorsqu'ils en eurent admiré les beautés, on les conduisit à des bassins de marbre où le bain était préparé. De belles esclaves les y lavèrent, et après avoir répandu sur eux de l'huile parfumée, les revêtirent de fines tuniques et de superbes pelisses, »

Sans doute vous ne trouveriez plus aujourd'hui au Caire une fille de roi pour caresser et essuyer vos membres fatigués. L'hospitalité n'est plus aussi aimable et aussi confiante. Mais vous y trouveriez toujours de magnifiques établissements hydrothérapiques où le massage est pratiqué par des mains plus exercées et plus savantes que ne l'étaient vraisemblablement celles de la belle Polycaste.

Je continue à citer Savary.

« Le cabinet où on a été conduit offre un bassin avec deux robinets, l'un pour l'eau froide, l'autre pour l'eau chaude. On s'y lave soi-même. Bientôt, le serviteur revient avec une pommade épilatoire, qui en un instant fait tomber les poils aux endroits où on l'applique. Les hommes et les femmes en font un usage général en Egypte.

« Quand on est bien lavé, bien purifié, on s'enveloppe de linges chauds et l'on suit le guide à travers les détours qui conduisent à l'appartement extérieur. Ce passage insensible du froid au chaud empêche qu'on en soit incommodé. Arrivé sur l'estrade, on trouve un lit préparé. A peine y est-on couché, qu'un enfant vient presser de ses doigts délicats toutes les parties du corps afin de les sécher parfaitement. On change une seconde fois de linge et l'enfant râpe légèrement avec la pierre ponce le calus des pieds. Il apporte ensuite la pipe et le café moka.

« Sorti d'une étuve où l'on était enveloppé d'un brouillard chaud et humide, et où la sueur ruisselait de tous les membres, transporté dans un appartement spacieux et ouvert à l'air extérieur, la poitrine se dilate et l'on respire avec volupté. Parfaitement massé et comme régénéré, on se sent un bien-aise universel. Le sang circule avec facilité et l'on se trouve dégagé d'un poids énorme. On éprouve une souplesse, une légèreté jusqu'alors inconnues. Il semble que l'on vient de naître, que l'on vit pour la première fois. Un sentiment vif de l'existence se répand jusqu'aux extrémités du corps, tandis qu'il est livré aux plus flatteuses sensations ; l'âme

qui en a conscience, jouit des plus agréables pensées ;
l'imagination, se promenant sur l'univers qu'elle em-
bellit, voit partout de riants tableaux, partout l'image
du bonheur. Si la vie n'est que la succession de nos
idées, la rapidité avec laquelle l'esprit en parcourt la
chaîne étendue ferait croire que dans les deux heures du
calme délicieux qui suit ces bains, on vit un grand
nombre d'années.

« Tels sont les bains dont les anciens recommandaient
si fort l'usage, et dont les Egyptiens font encore leurs
délices ».

II

Le massage était également très en usage chez les
gens qui l'employaient comme moyen hygiénique et
comme moyen thérapeutique.

Hippocrate recommande aux gens qui vont se bai-
gner de garder le calme du corps et de l'esprit, et de
se faire masser au sortir du bain. « Celui qui prend un
bain, doit-être paisible, dit-il, garder le silence et ne rien
faire par lui-même, mais il laissera les autres l'arroser
et le frictionner... On se servira, pour le sécher,
d'éponges et de brosses, et on oindra d'huile le corps
avant qu'il soit sec ».

« Le médecin, dit-il encore, doit posséder l'expérience de beaucoup de choses, et entre autres celles du
massage ». Puis il recommande le massage dans les
entorses, les luxations, et même dans les cas d'*ileus*
comme semblerait le prouver l'observation suivante :

« A Elis, la femme d'un jardinier, une fièvre continue la saisit; buvant des remèdes évacuants, elle ne fut aucunement soulagée. Dans le ventre, au-dessous de l'ombilic, était une dureté s'élevant au-dessus du niveau et causant une violente douleur; cette dureté fut malaxée fortement avec les mains enduites d'huile, ensuite du sang fut évacué en abondance par le bas. Cette femme se rétablit et guérit ».

Philostrate, dans son traité de gymnastique nouvellement découvert et traduit par Daremberg, parle d'un phénicien qui, par le massage et les frictions, « devint plus admirable qu'on ne saurait le dire ».

Oribase, Meurcius, Hérodite font jouer un rôle important aux frictions et au massage.

« A Pergame où les Asclépiades avaient établi le fameux temple d'Esculape, on se servait non seulement des mains pour pratiquer des frictions méthodiques, mais aussi d'instruments spéciaux qui portaient le nom de xystra, sortes de brosses avec lesquelles on devait obtenir des effets énergiques analogues à ceux produits par la massothérapie moderne.

III

Les Romains faisaient des bains et du massage un usage constant. Le bain était non seulement une jouissance, mais un besoin dans ce pays où le corps se trouvait dans une transpiration pour ainsi dire continuelle. Aussi, riches et pauvres, grands et petits, tous se baignaient chaque jour. Agrippa qui, au siècle d'Au-

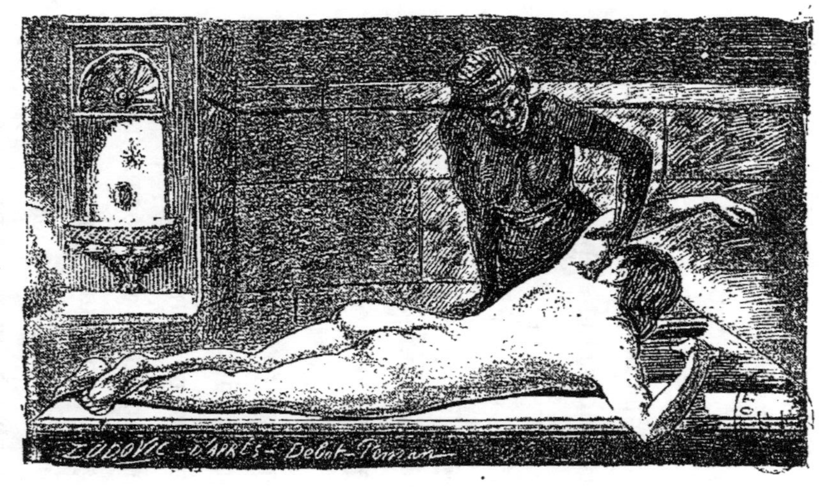

Fig. 1

guste, fit exécuter tant de travaux pour l'agrément et l'utilité du peuple, établit entre autres cent soixante-dix bains publics où pendant une année le peuple fut admis gratuitement. Il faut visiter à Rome et à Pompéï les ruines de ces thermes magnifiques; il faut lire dans l'ouvrage de M. Dezobry la description enthousiaste des bains de Mamurra, pour se faire une idée de ce que pouvaient être ces somptueux édifices où le massage était employé comme moyen hygiénique presque quotidien.

« Au sortir de la cuve ou du sudatoire, dit Dezobry, (1) le baigneur s'étend sur une espèce de lit de repos, et un jeune masseur (ce sont des enfants ou des eunuques qui remplissent ces fonctions, surtout pour les citoyens qui ont des esclaves), un masseur, dis-je, commence par lui presser tout le corps pour lui masser, lui pétrir, pour ainsi dire, la chair, pour lui assouplir les articulations. Ensuite il passe aux frictions : la main armée du strigile, il frotte vivement, ou plutôt râcle la peau, pour enlever la partie de l'épiderme qui se renouvelle et forme, en se mêlant à la poussière, une impureté nuisible à la transpiration. Ces frictions durent assez longtemps, et, pour qu'elles ne deviennent pas douloureuses, il faut que le frictionneur soit doué d'une certaine habileté. Cette opération est suivie de la dépilation des aisselles, que l'alipile ou le parfumeur pratique soit au moyen de petites pinces, soit à l'aide d'un onguent composé de graine de saule noir américain,

(1) Ch. Dezobry. *Rome au siècle d'Auguste.* T. I p. 143. Voyez encore à ce propos : Antony Riche. *Dictionnaire des antiquités grecques et Romaines.* Art. *Balneœ.*

avec égal poids de litharge. L'onction suit les frictions :
le patient est légèrement oint d'abord avec un liniment
de saindoux et d'ellébore blanc, qui a la vertu de faire
disparaître les démangeaisons et les échauboulures; puis
avec des huiles et des essences parfumées. Ensuite on
l'essuie avec des étoffes de lin, ou d'une laine fine
et douce, et tout est fini. Alors il s'enveloppe dans une
gausape d'écarlate, espèce de grande toge velue en
dedans, ses esclaves viennent l'enlever, le mettent dans
une litière fermée, et le rapportent chez lui : voilà pour
les riches ou les demi-riches.

« Les pauvres se contentent d'une simple friction avec
la main, ou bien d'une autre, plus économique encore,
qu'ils s'administrent eux mêmes en s'aidant des murailles
contre lesquelles ils se frottent les parties du corps que
leurs mains ne sauraient atteindre facilement; cela suffit
à ces petits plébéiens qui ne sont pas, en général, d'une
propreté fort recherchée, et dont la plupart ont pour
habitude de se moucher sur le bras.

« On se prépare aux frictions par les jeux et les amu-
sements violents qui provoquent une sueur abondante :
les uns s'exercent à la lutte ou balancent leurs bras
chargés de masses de plomb; les autres jouent à la
paume ; d'autres, les mains liés, montrent leur adresse
à ramasser les anneaux, ou bien, mettant un genou en
terre, se renversent en arrière, jusqu'à ce qu'ils touchent
avec leur tête l'extrémité de leurs pieds » .

C'étaient là de l'hygiène et de la gymnastique bien
entendues.

IV

Si la plupart des auteurs anciens, Celse, Galien, Oribase, Cœlius Aurelianus connaissaient le massage, les peuples barbares ne l'ignoraient pas non plus, s'il faut en croire les récits des voyageurs.

Baudin (1) raconte que, chez les sauvages, les *Mulgaradoks* ou charlatans médecins emploient le massage comme moyen thérapeutique dans une foule de maladies. Pour opérer une guérison, ils font des frictions et frappent quelquefois le patient avec des baguettes vertes, préalablement chauffées au feu, s'arrêtant de temps à autre pour laisser passer la douleur. Les Africains ont recours aux mêmes pratiques ou à peu près.

Chez les Russes, la flagellation et la friction se pratiquent au moyen d'une poignée de verges. « Quand les patients sont à moitié cuits dans le bain de vapeur, on leur fait des ablutions avec de l'eau froide dont l'effet, selon eux, est très revivifiant. Ensuite ils se roulent dans la neige et se préparent ainsi à affronter impunément les rigueurs du climat. Les peuples de la Sibérie et de la Laponie se complaisent dans les mêmes pratiques » (2).

A l'île Tonga, quand un voyageur est fatigué, il est d'habitude de le coucher et de lui faire subir différentes

(1). *Voyages en nouvelle Hollande.*

(2). W. Murell. *La pratique du massage.* Traduit par le docteur O. Jennings. J. B. Baillière. 1888.

opérations connues sous le nom de *toogi-toogi, mili* ou *fota*. La première consiste à frapper rapidement et légèrement avec les poings, la deuxième à frictionner avec la paume de la main, tandis que par *fota* on entend la pression et le pétrissage des tissus entre le pouce et les doigts. Ces pratiques sont généralement faites par des femmes dressées spécialement. On combat ainsi la douleur et la fatigue et on procure un bien-être qui prédispose au sommeil. Quand c'est pour soulager de la fatigue, les bras et les jambes sont seuls soumis au traitement ; mais quand c'est une douleur localisée, c'est à l'endroit même ou dans le voisinage que la méthode est employée. Dans la migraine, on soumet la peau des régions frontale et occipitale au *fota* et souvent on obtient un soulagement immédiat. Quelquefois, quand la fatigue est très grande, on emploie de jeunes enfants pour piétiner tout le corps du patient (1).

Le Dr N. B. Emerson raconte que les habitants des îles Sandwich emploient dans les mêmes circonstances des pratiques à peu près semblables appelées *lomi-lomi*, mode agréable et salutaire de mouvement passif et que les Hawaïens regardent comme un élément essentiel de l'hospitalité due à tout voyageur qu'on veut honorer. Pour subir le *lomi-lomi*, dit Nordoff, il faut se déshabiller et se coucher sur une natte. « Il arrive alors un grand gaillard aux mains douces et musclées, mais à la poigne solide. Commençant par la tête en descendant sur le corps, il saisit et pétrit avec un art spécial chaque

(1). Voyez *Gazette des Hôpitaux* de 1837 : *Le massage employé dans l'île de Tonga.*

muscle épuisé, travaillant et frottant avec une patience infatigable, jusqu'à ce que, au bout d'une demi-heure, la lassitude et l'abattement soient remplacés par un repos réconfortant. Tout malaise a disparu, l'esprit et le corps sont bercés dans un sommeil sain et réparateur ». Le capitaine Willis, dans son voyage dans la mer du sud et à Taïti, descendit dans cette île avec quelques malades de l'équipage de son vaisseau. Quatre jeunes filles vinrent auprès d'eux, et, après les avoir déshabillés, elles leur frottèrent doucement la peau avec les mains, et ils se trouvèrent très bien des soins qui leur furent prodigués. « Ce qu'il y a de remarquable, ajoute Piorry, c'est que les insulaires réservaient ce moyen contre les maladies, car ils ne le pratiquèrent pas sur les gens de l'équipage qui ne paraissaient pas malades » (1).

Forster, dans le voyage du capitaine Cook, s'explique peut-être plus clairement encore sur ces habitudes des habitants de Taïti. « Afin de nous délasser, dit-il, on étendit pour nous une très belle natte sur l'herbe sèche, et les filles frottèrent de leurs mains nos bras et nos jambes, et elles pressèrent doucement nos muscles entre leurs doigts ».

Mais toutes ces pratiques ne sont que des formes primitives du massage, employé un peu au hasard. Il y a loin de là au vrai massage méthodique et thérapeutique de nos jours.

(1). Piorry. Art. *Massage* du *Dictionnaire des sciences médicales* en 60 volumes.

V

Par suite de la réaction violente amenée par le christianisme contre la dissolution des mœurs païennes, le moyen âge fut un siècle ennemi de l'hygiène. Les bains y étaient regardés comme des soins inutiles et presque indécents.

Ce ne fut qu'à la suite des Croisades que ces manœuvres furent importées de la Palestine, de la Syrie et de l'Orient en Europe. Encore trouvèrent-elles peu de crédit auprès des médecins qui peut-être les trouvaient trop simples.

Ambroise Paré, (1575) étudia l'action du massage et les manœuvres qu'il comprend, mais il ne lui donna qu'une toute petite place dans la thérapeutique. Il décrit trois ordres de frictions : la douce, la moyenne, la rude et les effets de chacune d'elles.

En 1582, Joubert décrivit les exercices gymnastiques, les bains, les onctions, la friction préparatoire, l'action du strigil et l'apothérapie.

Paracelse (1) (1583), Alpinus (2) (1591), Faber de Saint-Jory (3) (1595) consacrèrent également quelques pages à la gymnastique et à l'emploi des frictions.

Au dix-septième siècle, Guyon (4), Borelli (5), Paullini (6) regardaient comme indispensables à la santé les exercices corporels actifs, passifs ou mixtes.

Au dix-huitième siècle, Hoffmann (7), Andry, Saba-

---

(1) *Libri de vita longa* .1583.
(2) *Médicina œgyptica.* 1591.
(3) *Agonisticon.* 1595.
(4) *Miroir de la beauté.* 1645.
(5) *De motu animalium.* 1681.
(6) *Flagellum salutis.* 1698.
(7) *Dissertationes physico médicœ* (1708).

tier, Tissot (1), Meibomius (2) accordèrent au massage toute l'importance qu'il mérite. Tissot et Meibomius en particulier lui firent réellement prendre rang dans la science. Tissot l'employa avec succès dans les entorses et l'ankylose.

VI

Au commencement de ce siècle le massage était pratiqué certainement en France et dans toute l'Europe.

Mais il était l'apanage à peu près exclusif des charlatans et des rebouteurs. C'est Mezger qui employa ouvertement le massage et le fit passer dans la pratique médicale (3). Il a peu publié et sa réputation est due tout entière à ses succès de clientèle. Il n'est attaché à aucun hôpital.

Von Mosengeil nous a fait connaître, avec ses expériences sur les lapins, la physiologie du massage (4). Weir Mitchell (5), Reibmayr (6), Estradère (7), Nor-

(1) *Gymnastique médicinale et chirurgicale* ou Essais sur l'utilité du mouvement ou des différents exercices du corps et du repos dans la cure des maladies. (1780).

(2) *Utilité de la flagellation dans la médecine et les plaisirs du mariage et des fonctions des lombes et des reins.* (1795).

(3) MEZGER. — *De Behandeling van Distorsio pedis met Fricties.* Amsterdam. (1868).

(4) Von MOSENGEIL. — *Uber massage, deren Technik, Wirkung und indicationem* (*Archiv. fur Klinische Chirurgie*, Berlin, 1876, Band XIX, p. 428, 591).

(5) Weir MITCHELL — *Du traitement méthodique de la neurasthénie et de quelques formes d'hystérie.* — Traduit de l'anglais par O. Jennings (Paris. Berthier, 1883).

(6) A. REIBMAYR. — *Le massage par le médecin* (publié par le Dr Léon Petit. A Coccoz. Paris 1885).

(7) J. ESTRADÈRE. — *Du massage.* Son historique, ses manipulations, ses effets physiologiques et thérapeutiques. (Paris, Delahaye et Lerosnier. 1884. 2ᵉ éd.)

stroïn (1), Zabludowski (2), Berne (3), W. Murell (4) ont employé cette méthode avec le plus grand succès et ont contribué dans une large mesure à sa vulgarisation. Si j'osais me citer, j'ajouterais que j'ai également employé le massage, particulièrement en gynécologie, et avec les plus heureux résultats, et que j'ai également consacré quelques pages à cette méthode thérapeutique nouvelle dans un ouvrage auquel le public a fait le meilleur accueil puisqu'il en est déjà aujourd'hui à sa cinquième édition (5).

Je n'ai pas la prétention d'avoir énuméré ici tous les auteurs qui ont écrit sur le massage. Je n'ai cité que les auteurs d'ouvrages importants. Je citerai, au cours des chapitres suivants, toutes les publications plus ou moins importantes qui se rapportent à cette question. La partie bibliographique se trouvera ainsi complétée.

---

(1) NORSTRÖM. — *Sur le traitement des maladies des femmes par le massage* (Paris, 1876). — *Traitement des raideurs articulaires par la rectification forcée et le massage* (Paris, 1887). — *Traitement de la migraine par le massage.* (Paris 1885). — *Le massage de l'utérus* (Paris 1889). — *Céphalalgie et massage.* (Paris 1890).

(2) ZABLUDOWSKI. — *Thérapeutique par le massage* (*Berliner klinische Wochenschrift*, 28 juin 1886).

(3) BERNE. — *Recherches sur les modifications de la température locale sous l'influence du massage.* (Journal de médecine de Paris 1886). — *Du traitement de la constipation par le massage abdominal.* (*Jour. de médecine de Paris*, 2 janv. 1887). — *Traitement des péri-arthrites scapulo-humérales par le massage.* (*Union méd.* juillet 1889).

(4) W. MURELL. — *La pratique du massage.* (Traduit de l'anglais, par O. Jennings. — J.-B. Baillière. Paris, 1888).

(5) A.S-. WEBER. — *Traitement par l'électricité et le massage* (5ᵉ édi. Paris 1889. A. Coccoz).

CHAPITRE II

—

ACTION PHYSIOLOGIQUE DU MASSAGE

I

Hippocrate dit que pour se développer et pour conserver sa santé, l'exercice est nécessaire. Pour ce motif et à juste raison, le massage faisait partie des exercices passifs des anciens, car le massage exerce son action sur la locomotion, la circulation, l'absorption, la sécrétion et l'innervation, en un mot, sur toutes les fonctions physiologiques.

Nous allons commencer cette étude par les effets du massage sur les fonctions de la peau.

Les fonctions qui constituent le premier temps de l'opération du massage, débarrassent la peau du vernis formé à sa surface par l'accumulation des matières grasses provenant des glandes sébacées, mélangées aux cellules épidermiques en desquammation. Sous l'influence des frictions, la peau devient plus souple, plus flexible, plus perméable, les glandes sudoripares éliminent plus facilement leurs produits par suite du rétablissement de leurs orifices qui s'épanouissent à la surface de cette membrane.

Estradère, dans la dernière édition de son ouvrage, a savamment traité cette question, et je ne saurais mieux faire ici, pour être plus complet, que de citer les quelques lignes qu'il y consacre.

« La peau, sous l'inflence de la friction, s'use; les lamelles épidermiques, en voie de se séparer de la couche subjacente, se détachent et tombent; de là l'amincissement de la peau et cette transparence qui a fait dire à certains qu'après le massage la peau devenait plus mince, plus souple et prenait un reflet bleuté des plus agréables à la vue.

« Dépouillée de ces débris épidermiques devenus désormais une cause de troubles fonctionnels, la peau peut plus facilement laisser échapper de ses cryptes les produits excréteurs dont elle ne se débarrasserait qu'à grand peine et au prix, plus d'une fois, de produits inflammatoires devenant une cause de maladie ou tout au moins d'une incommodité gênante, à la face surtout. Les glandes sudoripares, par la même raison, se débarrassent également de leur produit d'excrétion, et la moiteur si veloutée, si douce d'une peau dont les fonctions sont en parfaite harmonie, devient la source d'une satisfaction personnelle des plus agréables, en même temps que la volupté vient y puiser ses plus séduisantes caresses.

« Les lamelles épidermiques, de production récente, encore tout humides, facilitent l'imbibition et avec elle, tous les phénomènes d'endosmose et d'exosmose, les plus importants des phénomènes des fonctions organiques végétales ou nutritives ».

II

Aussi l'action du massage sur la circulation ou l'absorption ne fait plus de doute pour personne.

D'abord l'impulsion donnée à la circulation générale se traduit par un pouls large et plus rapide. Puis il se produit une coloration plus vive de la région soumise à l'opération, résultant de la grande activité imprimée à la circulation capillaire, ainsi qu'à la circulation des veines superficielles de la région, par le fait de la compression intermittente de leurs parois.

Il se produit ensuite un deuxième phénomène qui persiste : c'est la diminution de volume de la partie massée. Le massage augmente l'absorption interstitielle, non seulement par la suractivité imprimée à la circulation en retour, mais encore en divisant à l'infini les produits pathologiques ou normaux accumulés dans les interstices musculaires et les mailles du tissu cellulaire. La dissémination de ces produits multiplie leurs points de contact avec les parois des veines et des vaisseaux lymphatiques, d'où résultent l'imbibition des tissus, et finalement la diffusion de ces substances dans la lymphe et le retour dans la circulation générale.

Gopatze entreprit des expériences sur quatre étudiants qu'il soumit pendant un certain temps à un massage systématique et quotidien de vingt minutes. On observa une augmentation de l'appétit et du poids chez les sujets avec augmentation des déchets azotés. La température diminuait pendant plus d'une demi-heure après chaque séance pour monter régulièrement ensuite et revenir au chiffre normal, une heure après la séance à peu près. Les respirations augmentaient de fréquence et devenaient plus amples, plus profondes.

Zadublowski obtint des résultats à peu près analogues et Stabrowski constata que la quantité d'urine et l'inhalation de la peau et des poumons étaient augmentées pendant la durée du massage.

M. Blum a fait dans le laboratoire de M. Bosch à Vienne une série d'expériences qui lui ont donné les résultats suivants : « Le massage des extrémités postérieures, chez les chiens curarisés, produit une augmentation de la quantité d'urine sécrétée dans l'unité de temps. Par des expériences variées, il a prouvé que cette augmentation de la sécrétion urinaire, sous l'influence du massage, a lieu par l'introduction du sang des extrémités dans la circulation générale. Ce n'est pas la quantité, mais la qualité du sang veineux qui augmente la sécrétion urinaire ; car cette augmentation est beaucoup plus grande lorsque le massage a lieu après la tétanisation des muscles. »

Le professeur Von Mosengeil a pu démontrer, en injectant de l'urine de chien dans l'articulation du genou chez des lapins, que le massage facilite l'absorption par les lymphatiques, fait sur lequel Estradère a judicieusement insisté.

« Le sang — dont l'échange gazeux régénérateur, bien connu de tout le monde, se fait d'autant plus sentir que les autres portions de la peau qui n'ont pas été massées se trouvent séparées d'une manière plus immédiate de l'air atmosphérique, par des lamelles plus épaisses et sèches, et par le vernis gras produit de l'ex-crétion des glandes sudoripares et des follicules ou cryptes sébacées — le sang, dis-je, se trouve en contact presque immédiat avec l'air ambiant dans la partie massée.

« L'échange mutuel des gaz se fait donc d'une manière plus facile sur ce point, entre le sang et l'air ambiant ; les phénomènes respiratoires cutanés s'accomplissent également avec plus d'énergie. La respiration cutanée se trouvant facilitée sur ce point, les vaisseaux se gorgent davantage, tant les capillaires que les autres, et un courant sanguin s'établit d'autant plus rapide que le massage est mieux fait, que la peau se trouve plus débarrassée des obstacles à ses fonctions, obstacles que je viens de signaler. »

III

Trousseau et Pidoux ont signalé la violente stimula-tion exercée par les frictions et le massage sur les extré-mités nerveuses distribuées dans les régions soumises au massage, stimulation se communiquant à la moelle, qui à son tour réagit sur les parties auxquelles elle dis-tribue la sensibilité et le mouvement.

Zabludowski a démontré que le pétrissage ranime la puissance contractile des muscles épuisés par l'application rythmique de courants d'induction de grande intensité, tandis que le repos simple, sans massage, n'est que très peu réparateur.

Douglas Graham (de Boston) a constaté que les muscles répondent plus facilement, plus fortement, et plus agréablement au courant induit, après le massage qu'auparavant, surtout s'il y avait une diminution de contractilité.

Reibmayr a démontré que les courants électriques de faible intensité sont développés dans les tissus mêmes, comme résultat de la chaleur et de la friction causées par le massage.

« L'innervation préside à tous ces actes, dit encore Estradère, et y apporte son contingent d'action. Sous l'influence de la friction, on produit une excitation des extrémités terminales du système des nerfs ganglionnaires situés dans cette région ; cette excitation est transmise au système tout entier, et les fonctions auxquelles il préside, deviennent plus marquées. C'est lui qui, par les contractions qu'il détermine dans la peau, excite, éveille les fonctions déjà signalées de toutes les parties constituantes de la peau.

« Pour la même raison, le système nerveux tout entier se trouve impressionné au point même que cette excitation peut arriver jusqu'à la douleur et l'exagération de la sensibilité s'émousse bientôt par la continuation du massage, et le calme ne tarde pas à revenir. C'est pour ce motif que souvent le massage produit, pendant les premières minutes, un sentiment pénible, désagréable quelquefois ; mais cette sensation disparait rapidement pour faire place au bien-être signalé par tous les auteurs.

Cette action magnétique a été étudiée depuis par
M. Barety qui en a formulé les lois ; elle est devenue
l'objet d'une application directe combinée avec le massage.

IV

Ce n'est pas tout : le massage a encore une action
propre sur les fibres musculaires et par suite sur les
fonctions de locomotion.

« La friction rude, par la pression qu'on exerce pour
la faire, continue Estradère, détermine une action plus
marquée sur le système musculaire ; cette action, très
évidente lorsqu'on exerce les autres manœuvres du
massage qui sont les pressions, les percussions et les
mouvements, se manifeste surtout par les phénomènes
qu'on a désignés sous le nom de contractilité ou d'irritabilité musculaires.

« Sous l'influence du massage, les muscles se contrac-
tent, c'est-à-dire qu'ils exercent le pouvoir qu'ils ont de
se mettre en jeu, de manière à rapprocher leurs deux
extrémités et de diminuer leur longueur. Cette contractilité que l'on avait crue naguère encore sous l'influence
nécessaire de l'excitation nerveuse est indépendante du
système nerveux. M. Bernard l'a démontré, au moyen
du curare, en constatant que ce poison a le singulier
effet d'anéantir absolument la propriété excito-motrice

des nerfs, en laissant aux muscles la propriété de se contracter sous l'influence des excitants directs.

« La contractilité musculaire est donc une propriété inhérente à la fibre musculaire, et le système nerveux n'a donc pas besoin d'intervenir pour déterminer cette contraction ».

C'est du reste ce que tendent à prouver les expériences de mon savant ami le Dr Mervy.

« Quand on masse une région musculaire, dit-il, on observe, après un certain temps, une augmentation du volume du muscle ; si l'on continue l'action du massage, le muscle augmente encore de volume, devient dur et tendu et se contracte brusquement. Si l'on continue le massage, les mêmes phénomènes se produisent, mais les contractions augmentent d'intensité. Si on applique deux doigts, les index par exemple, aux extrémités de ce muscle, mais sans le masser, on obtient des contractions.

On peut faire varier la direction de ces contractions, la rendre ascendante, descendante, transverse ou circulaire suivant la direction donnée aux doigts.

« Enfin, quand l'excitation musculaire est obtenue, on peut la provoquer avec un seul doigt mis en contact avec l'extrémité inférieure ou le corps du muscle.

« De plus, on peut provoquer ces contractions, faire varier leur intensité et leur direction avec deux doigts ou un seul, comme précédemment, mais sans contact.

« De plus, une fois entraînés et mis en état de contraction, les muscles peuvent continuer, pendant des heures et des journées entières, à rester dans cet état, même en l'absence de celui qui les a provoquées. Il suffit, dans ce cas, pour les faire naître, de faire une

passe descendante au-dessus du sujet, passe descendante
faite mollement. Pour les arrêter, il faut faire une passe
descendante aussi, mais à brusque arrêt et dépassant
toujours, dans les deux cas, de 50 centimètres, le point
sur lequel on agit ».

De toutes ces données physiologiques, on peut conclure avec Estradère que « les manœuvres du massage
exécutées sur les muscles impriment au système nerveux
et aux vaisseaux qui s'y distribuent, une vitalité plus
grande d'une part, tandis que, d'un autre côté, par le
déplacement moléculaire qu'elles impriment à la fibre
musculaire, elles l'invitent à se contracter, de sorte que
la contraction a lieu d'une manière complexe sous l'influence du massage. On peut donc dire que par son effet
le massage fait contracter les muscles, tant, par l'action
directe et immédiate de ses manœuvres sur la fibre contractile elle-même, que, d'une manière consécutive, par
l'intermédiaire du système nerveux qu'il irrite et de la
circulation qu'il active ».

V

On a encore étudié les effets physiologiques particuliers à chaque mode de massage. Je ne m'y attarderai
pas ici, car, après les explications théoriques que j'ai
fournies dans les paragraphes précédents, ce serait tomber dans des redites inutiles. On peut dire en général
que les *frictions* amènent un fonctionnement régulier de
la circulation et de la respiration de la peau.

La contraction des muscles est augmentée par le *pé-trissage* et le *tapotement*.

Le *pétrissage* et les pressions agissent sur la circulation profonde ; pour activer la circulation de la peau ou des parties superficielles, il faut avoir recours à la *flagellation*.

CHAPITRE III

—

TECHNIQUE PRATIQUE DU MASSAGE

I

Je n'entreprendrai point de donner ici une nouvelle définition du massage. Ce mot a du reste par lui-même une signification bien déterminée et suffisamment précise qui indique l'action de presser et de pétrir avec les mains une partie du corps.

J'en arrive tout de suite à l'étude des différentes manœuvres qui constituent le massage.

Les manipulations qu'exercent les masseurs sont très nombreuses et très variées. Estradère les a réunies en quatre groupes principaux et il en a dressé un tableau que nous reproduisons ici.

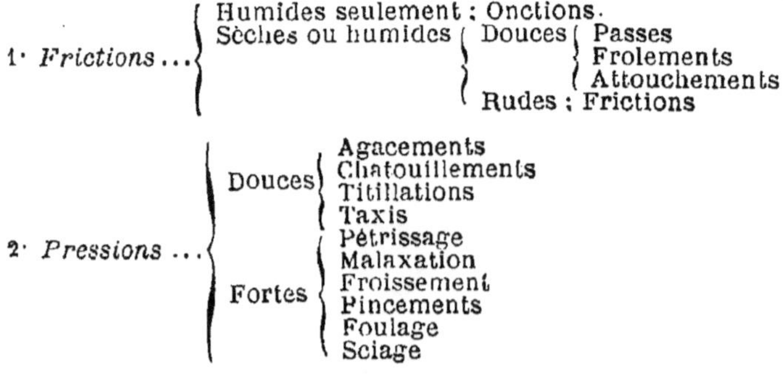

3· *Percussions*
- Hachure
- Claquement
- Vibrations
  - Pointues
  - Profondes
- Percussions avec
  - Poing fermé
  - Palette
  - Flagellation

4· *Mouvements*
- Flexion
- Extension
- Abduction
- Adduction
- Pronation
- Supination
- Rotation
- Circomduction
- Traction
- Torsion
- Secousses

Nous allons maintenant rapidement passer en revue chacune de ces manipulations.

L'*onction* a pour but d'étaler avec douceur un principe médicamenteux sur une ou plusieurs parties du corps. Elle diminue la tension, ramollit les parties, facilite l'absorption du médicament et, comme manœuvre préparatoire, rend la friction plus douce et moins pénible.

Les *passes*, les *frolements*, les *attouchements*, ne sont que des variétés qu'on pourrait appeler l'*effleurage*. Ce sont des applications de la pulpe des doigts sur différents organes avec pression légère et mouvements de va-et-vient. (*Voyez fig. 2*).

« L'intensité de ces passes, dit Reibmayr, varie selon les cas, depuis l'attouchement le plus superficiel jusqu'à la pression obtenue par la superposition des deux mains.

« Lorsqu'il s'agit d'atteindre d'anciens exsudats situés dans les espaces intermusculaires ou dans les gaines tendineuses, l'effleurage doit pénétrer à une certaine profondeur dans les tissus, et être pratiqué, soit avec le pouce, soit avec plusieurs doigts. A cet effet, on place les doigts dans une situation à peu près perpendiculaire aux parties sur lesquelles on veut agir, puis, les faisant pénétrer plus ou moins profondément dans les tissus, on leur fait suivre l'axe du membre en passant sur les bosselures qu'on a pu sentir. Dans les points qui ne sont séparés de l'os que par une même couche de tissu, l'effleurage doit être pratiqué d'une façon très prudente avec la pulpe du pouce ou des deux pouces; il en est de même lorsqu'on veut opérer sur une surface restreinte. Par contre, pour effleurer certaines parties du corps garnies d'épais groupes musculaires, on doit employer toute la

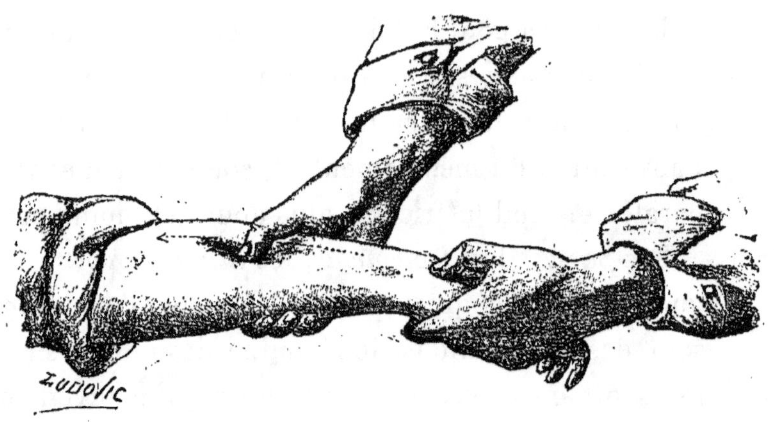

Fig. 2

paume de la main, de manière que les frottements soient opérés principalement par les éminences thénar et hypothénar. Le patient et l'opérateur doivent être placés dans une position telle que ce dernier puisse en cas de besoin renforcer la pression de tout le poids de son corps.

« Enfin, pour effleurer très profondément, on peut placer les mains de façon à former une sorte de peigne ou

de rateau que les Allemands désignent sous le nom ex-
pressif de kammgriff (coup de peigne). A cet effet, les
deux poings sont placés côte à côte, les pouces se tou-
chant, de telle sorte que toutes les articulations phalan-
getto-phalangiennes, soient placées sur une même ligne,
comme les dents d'un peigne. On peut, pour donner au
kammgriff plus de force et aux deux mains une action
simultanée, placer la paume de la main droite dans la
main gauche ou réciproquement, cette variété d'effleurage est très active, mais aussi assez douloureuse ».
(*Voyez fig. 3*).

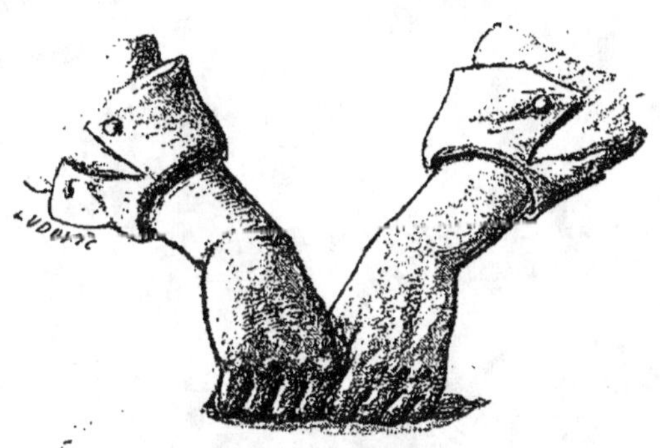

Fig. 3

Les *frictions* proprement dites consistent en frottements plus ou moins rapides et variés. Généralement
une main pratique des frictions circulaires énergiques
surtout avec les extrémités digitales, tandis que l'autre
main exerce des frictions centripètes. Cette manœuvre
est assez difficile à exécuter et exige beaucoup d'habileté de la part du masseur, car elle exige une alternative
dans les mouvements des deux mains qui doivent être
exactement rythmés. (*Voyez fig. 4*).

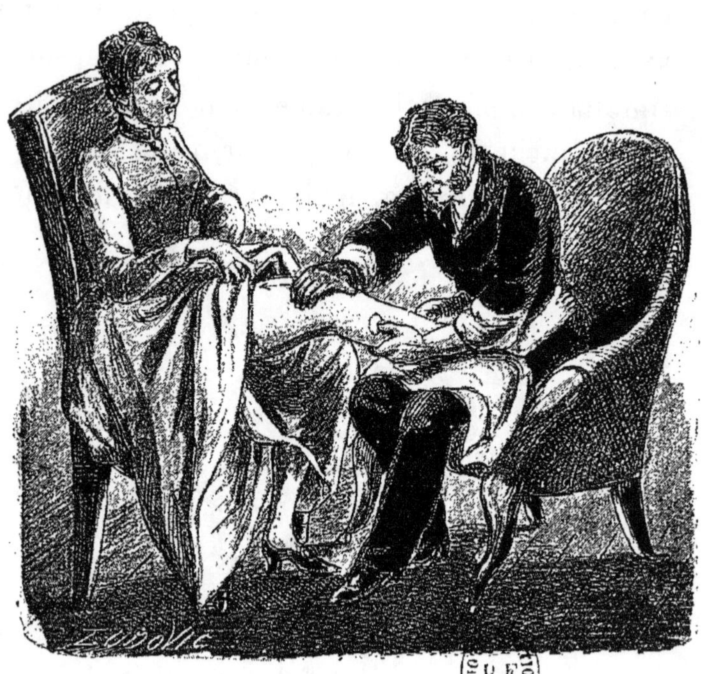

Fig. 4

La *pression* s'exerce avec l'extrémité des doigts ou bien les mains seulement. Elle consiste à serrer et à pétrir plus ou moins énergiquement les parties sur lesquelles on veut agir. C'est une des formes les plus usitées et les plus communes. (*Voyez fig. 5*).

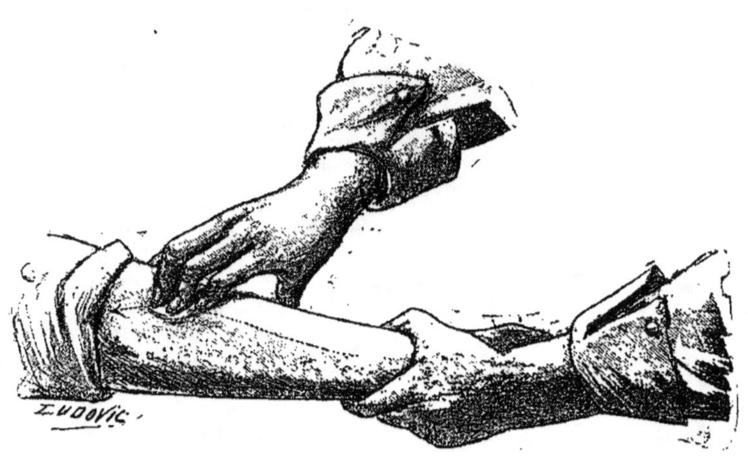

Fig. 5

Si la pression est douce, on produit des *agacements*, des *chatouillements*, des *titillations* et enfin le *taxis* qui n'est qu'une pression méthodique qu'on exerce avec la main sur une tumeur herniaire pour la réduire.

Le *taxis* est une méthode thérapeutique qui a une importance considérable en chirurgie. Il y a lieu en conséquence de nous y arrêter un instant.

D'après le professeur Gosselin,

Le taxis est *modéré* lorsqu'on le pratique sans fatigue, avec une main ou avec les deux, mais en ne le prolongeant que quelques minutes;

Il est *forcé* lorsqu'on déploie une certaine vigueur et

qu'on le prolonge jusqu'à ce que les mains se fatiguent ;

Il est *prolongé* lorsqu'il est continué au delà d'un quart d'heure ;

Il est *progressif* lorsque la force de pression est augmentée à mesure que le temps s'écoule, c'est-à-dire qu'il est d'autant plus forcé qu'il est prolongé.

Voici maintenant comment on s'y prend pour pratiquer le taxis sur une hernie.

De sa main gauche placée en pronation, la face palmaire tournée du côté du ventre, l'opérateur entraîne aussi complètement que possible la hernie au niveau du pédicule, soit avec l'extrémité des deux ou trois premiers doigts si la tumeur est petite ou moyenne, soit avec la main si elle est volumineuse, formant ainsi une sorte de canal que la hernie devra traverser pour rentrer dans l'abdomen. Puis il applique l'extrémité des doigts de la main droite sur le contour du corps de la tumeur et non pas sur le fond dans la crainte de décoller le sac herniaire et de réduire en masse ce sac et l'intestin qu'il renferme.

Il fait alors agir les doigts de la main droite pour exercer une pression modérée, graduellement et comme pour refouler le corps de la hernie du côté de son pédicule. Les doigts de la main gauche appliqués à ce niveau, pressent à leur tour pour empêcher la hernie de s'étaler. Les deux mains exercent en même temps des pressions réitérées, dont on augmente progressivement l'énergie si l'on sent que la tumeur résiste ; mais il faut toujours que la main droite développe une force plus grande que la gauche , afin que les pressions aient pour résultat de refouler la hernie vers le ventre, c'est-à-dire en haut et en arrière pour les hernies crurales, en haut et en dehors pour les hernies inguinales, et directement en arrière pour les hernies ombilicales.

Lorsque les doigts commencent à se fatiguer, on les retire, pour les replacer bientôt après. Si la fatigue est par trop grande on se fait remplacer, si c'est possible, par un aide, sinon on s'arrête pendant quelques minutes pour reprendre aussitôt qu'on se sent reposé.

On continue pendant une demi-heure, au moins, une heure au plus, et on cesse lorsque la résistance est si grande que tous les efforts sont devenus infructueux, et qu'on n'a plus rien à demander au taxis.

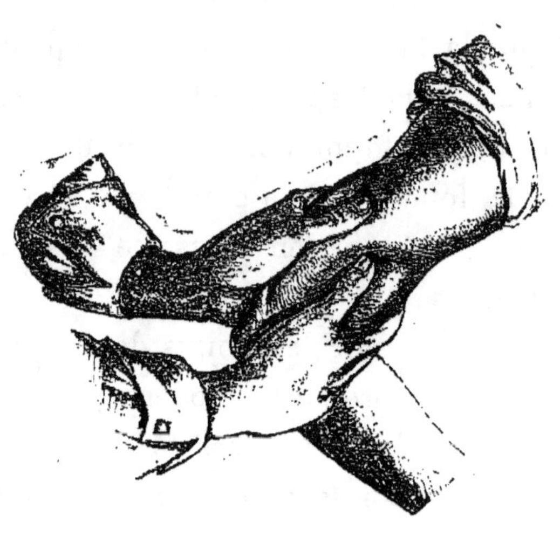

Fig. 6

Telles sont les manipulations du taxis. Je ne donnerai pas ici les indications et les contre indications de cette méthode, cela m'entraînerait beaucoup trop loin hors de mon sujet. D'ailleurs tout cela a été dit et décrit dans tous les traités spéciaux auxquels je renvoie le lecteur.

Le *pétrissage* consiste essentiellement à saisir une portion de muscle ou de tout autre tissu entre les mains ou entre les doigts d'une seule main, et à le soumettre à une pression ferme, le roulant en même temps entre les doigts et les tissus sous-jacents. Quand il s'agit d'un groupe musculaire volumineux, on l'empoigne à deux mains et on le comprime dans tous les sens, *comme si on voulait exprimer une éponge qui s'imbiberait sans cesse* (voy. fig. 6).

La *malaxation* ne diffère de la manœuvre précédente que par ce que la main est appliquée à plat avec plus ou moins de force avant de contracter les doigts pour exercer le pétrissage.

Le *froissement* n'est qu'un pétrissage superficiel.

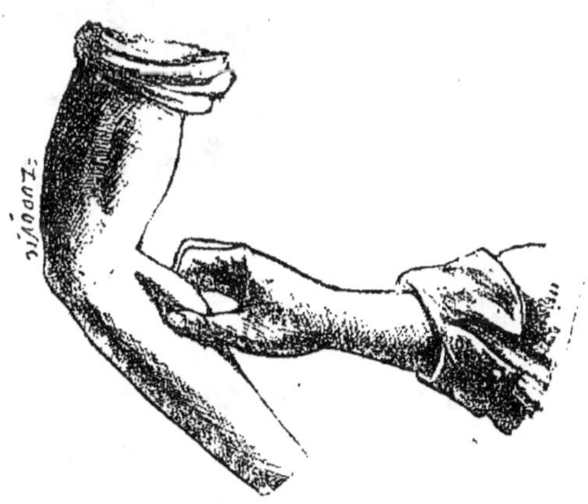

Fig. 7

Le *pincement* n'a pas besoin d'être défini. Estradère conseille sagement de ne pas le pousser jusqu'à la déchirure des parties sous-jacentes (*voy. fig. 7*).

Dans le *foulage*, dit Estradère, « les deux mains étant opposées roulent un membre en descendant plusieurs fois du centre du corps vers la périphérie, pour remonter ensuite vers le point de départ en pratiquant la même manipulation.

Le *sciage* est une sorte de pression avec un mouvement de va et vient comme quand on scie. Cette manipulation se pratique avec le bord de la main (*voy. fig. 8*).

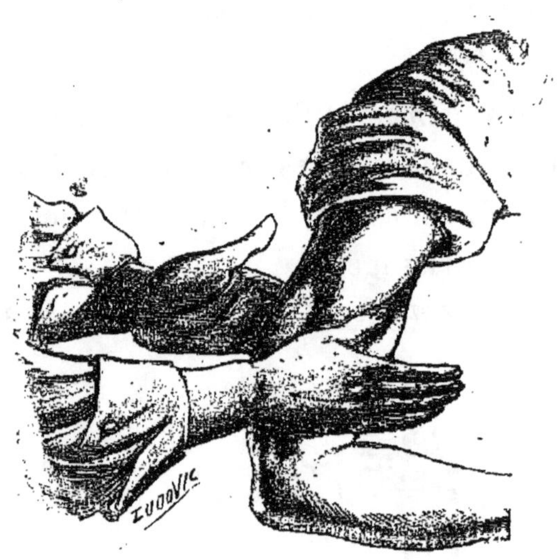

Fig. 8

Les *percussions* sont des tapotements qu'on pratique soit avec le bord (*hâchure*) soit avec la paume de la main (*claquement*) (*voy. fig. 9*).

Les *vibrations* consistent en tapotements avec le bout des doigts ou des appareils spéciaux.

En citant la classification d'Estradère, nous avons énuméré les différents mouvements que le masseur peut

faire exécuter à son malade, mouvements actifs et passifs. Je ne reprendrai pas ici la définition de la description de chacun de ces mouvements : ces questions res-
sortent de la gymnastique proprement dite et m'écar-
teraient de mon sujet.

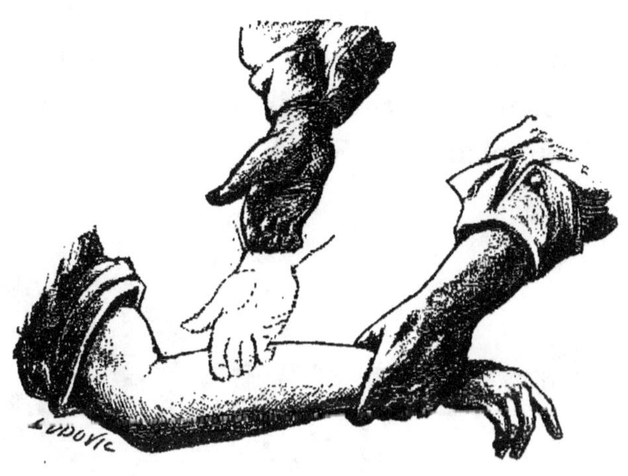

Fig. 9

Enfin je pourrais donner ici une description du manuel
opératoire du massage, pour chaque région du corps,
ce serait, je pense, m'exposer à des redites inutiles car
tous ces procédés se trouveront naturellement décrits
dans la seconde partie de mon travail, quand j'étudierai
les applications thérapeutiques du massage.

Je terminerai simplement par quelques indications
générales sur l'emploi du massage, sur les qualités que
doit mettre en jeu le masseur, sur les instruments qu'il
doit avoir à son service.

II

Je ne chercherai même pas à démontrer que le massage n'a rien d'immoral dans aucune de ses applications ;
ce serait puéril. Le masseur ne demande à voir et à
toucher que ce qu'il doit voir et toucher pour guérir et
il le demande seulement dans le but de soulager. La
pudeur ne saurait en être choquée. Le masseur ne doit
plus, comme l'accoucheur, se souvenir qu'il est homme,
mais simplement médecin.

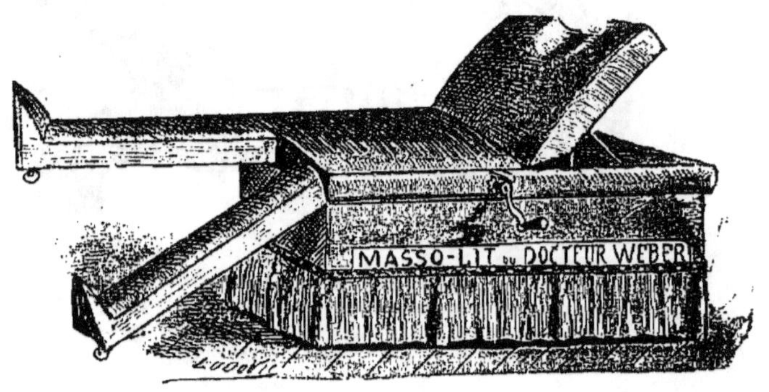

Fig. 10

Aussi je dis avec Reibmayr qu'on doit toujours masser
la peau nue et proscrire impitoyablement la chemise ou
le maillot.

Le masseur doit avoir la main agile et souple ; il doit
agir avec une énergie progressive et suffisante, mais
cependant sans violence, car dans ce dernier cas, outre
la douleur momentanée qu'il occasionnerait, il pourrait

produire des ecchymoses, des déchirures sous-cutanées. Il faut plutôt pécher par excès de douceur que par excès de force. « On ne saurait trop se défier de la force dans le massage » dit Reibmayr.

En général on ne doit pas dépasser dix minutes par séance.

Quant à la position à prendre, elle varie naturellement avec la région à masser. Autant que possible le malade doit être couché. J'ai fait construire dans ce but un masso-lit qui me paraît appelé à rendre quelques services (*voy. fig. 10*).

Enfin, comme dernière remarque, je ferai observer que, pour devenir un bon masseur, il faut avoir appris, et que, pour appliquer le massage à la thérapeutique, il faut être médecin. Aucune manipulation ne doit être faite sans but, et le masseur, grâce à ses connaissances en anatomie et en physiologie, doit savoir pourquoi il le fait, sans quoi il irait à l'encontre du but qu'il se propose, la guérison du malade.

III

L'arsenal du masseur n'est pas très compliqué. Nous nous bornerons à la pratique de la friction, de l'effleurage, du tapottement et du pétrissage avec la main légèrement enduite d'un corps gras, tel que la vaseline, par exemple.

Nous allons passer rapidement en revue, les instruments conseillés par le Dr Estradère.

Les trigil ou raclette date des Romains, c'est un instrument courbé en forme de faucille, mousse sur les bords et terminé par un manche à l'une de ses extrémités, l'autre étant arrondie et mousse. C'est un instrument en somme d'une utilité très contestable. Estradère conseille avec juste raison de le remplacer par une éponge.

La roulette n'est guère plus recommandable que le strigil.

« C'est, dit Estradère, un instrument composé ordinairement de six à huit petites roues en bois, larges d'un centimètre environ, et de quatre à cinq centimètres de diamètre ; ces petites roues sont perforées à leur centre et sont mobiles sur un axe terminé à l'une de ses extrémités par un manche que le masseur prend à pleine poignée. Le masseur promène la roulette en pressant plus ou moins fortement sur les parties qu'il masse, et imprime aux petites roues composant la roulette des mouvements d'autant plus rapides et plus uniformes qu'il exerce des mouvements de va-et-vient plus prompts. »

La palette ou battoir sert pour la percussion sur les parties très charnues. Cet instrument faisait merveille dans une foule d'affections.

« Ce mode de percussion, disent les auteurs de l'article *Percussion* du *Dictionnaire des sciences médicales*, Percy et Laurent, était familier aux médecins de l'antiquité qui probablement l'avaient emprunté à certains aliptes ou orthopèdes dont le métier consistait à corriger les vices de structure et de conformation chez les adultes et chez les enfants, ou qui peut-être aussi l'avaient vu pratiquer dans les promalactérions, endroits particuliers où, avant d'entrer au bain, on se soumettait à une sorte de pétrissage tant avec les mains trempées dans l'eau tiède ou dans un mélange d'eau de sel, de nitre et d'huile (Celse) qu'avec des battoirs de diverses formes et de différents bois, lesquels n'étaient maniés que par des personnes bien exercées et le plus souvent par des femmes, parce qu'elles ont la main plus douce et plus légère, dit encore Celse... Galien a recommandé l'emploi de la palette ou l'acte de la férulation en plusieurs articles de ses œuvres, et, pour faire réussir l'application des emplâtres contre l'atrophie, il ne fallait pas négliger l'exténuation des membres à coups de férule, moyens si propres à ramener les sucs nourriciers dans la partie où ils semblent n'avoir plus accès.

« L'art d'embellir, selon Haller et Guyon, était très cultivé chez les anciens, et les médecins ne dédaignaient pas de s'en servir ; c'étaient ceux de cette classe qui usaient le plus fréquemment de la palette, et l'on sait que Pline les comparait vulgairement, pour cette raison, aux maîtres d'école ; *si pedagogis, medicis etiam ferulæ.*

« Il y avait dans les principales villes un établissement appelé ανδραποδοαπεδος où les esclaves à vendre et ayant quelque difformité trop apparente, étaient envoyés aux frais du maître, pour y subir des épreuves capables de tromper les acheteurs, ou pour y acquérir les formes et les agréments qui leur manquaient. C'est là surtout que la palette était usitée... Quelques femmes allaient, mais bien secrètement, chercher de la fraîcheur et de l'embonpoint dans ces lieux ordinairement mal famés, et leur mollesse cédant à la vanité, se prêtait aux coups de férule qu'il fallait y endurer. Tantôt c'étaient des fesses plates dont elles voulaient à toute force faire cesser la défectueuse dépression, tantôt c'étaient des hanches rentrantes ou ravalées, comme disent nos hippiatres, qu'il fallait à tout prix rendre saillantes et évasées, alors la palette allait grand train et son exercice n'était interrompu que par la palpation, la contrectation et toutes les ressources nouvelles de la psellaphie, mot que nous désirerions voir adopter pour exprimer élégamment ce qu'on appelle lourdement et grossièrement le massage, le massement.

« Des hommes usés par les excès se rendaient aussi dans ces maisons.

« Les Arabes, héritiers des préceptes de l'ancienne médecine, ne négligeaient pas l'usage de la palette.

« Le proverbe se battre les flancs vient de l'usage où l'on fut autrefois d'exercer soit avec la main, soit avec une pièce de cuir épais, soit avec une palette quelconque, des percussions en tous sens sur les hypocondres dans les engouements du foie et de la rate. »

Comme on voit, la palette était un instrument admirable et précieux.

Enfin le balai ou le martinet ne servent que pour la flagellation.

CHAPITRE IV

—

LE MASSAGE HYGIÉNIQUE

Bien que moins répandue que chez les anciens et chez
les orientaux, cette pratique est encore aujourd'hui très
en honneur dans les établissements hydrothérapiques.
Nombre de gens parfaitement sains et bien portants
vont se faire masser dans un but hygiénique, ou même
simplement par plaisir.

Je ne m'étendrai pas très longuement sur cette question qui appartient bien plus à l'hygiène et qu'Estradère
a admirablement traitée dans son ouvrage.

Je conserverai précisément la division qu'il a adoptée.
On commence par masser les membres thoraciques. On
fait d'abord des frictions douces avec la main, puis des
frictions plus fortes et même rudes avec le gant et la
brosse jusqu'à ce que la peau prenne une teinte rosée et
devienne légèrement tuméfiée. On fait ensuite des onctions avec de l'eau de savon, de l'huile parfumée ou
tout autre corps gras. On fait en même temps des frictions assez rudes avec un morceau de laine ou de
flanelle.

Alors le masseur exerce sur toutes les parties des

membres, sur les divers groupes musculaires, différents modes de pression, tels que pétrissage, malaxation, foulage, sciage. On imprime des mouvements rapides d'extension, de flexion, de circomduction à toutes les articulations des membres supérieurs.

Enfin on termine par une dernière friction avec un linge sec de façon à enlever les débris épidermiques.

Le masseur continue ses manipulations par le massage du membre pelvien où les mêmes opérations se renouvellent dans le même ordre et à peu près de la même façon. Après une friction douce, l'onction, la friction moyenne et la friction rude de tout le membre, on procède aux massages successifs du pied, de la jambe et enfin de la cuisse.

Le massage hygiénique de la tête ne consiste guère qu'en effleurages et est le plus souvent négligé par les masseurs qui se contentent de faire exécuter quelques mouvements au maxillaire inférieur.

Le massage du cou est plus important et plus compliqué. Les frictions et les pressions doivent surtout se faire dans la direction du sterno-cleïdo-mastoïdien et, en arrière, descendre jusqu'à l'omoplate de façon à masser l'extrémité supérieure des muscles trapèzes.

Le massage du tronc est également assez long, mais sans offrir de grandes difficultés. On manipule les unes après les autres toutes les masses musculaires. Néanmoins il y a lieu de procéder avec beaucoup de douceur pour le massage des muscles abdominaux.

Estradère, d'après qui nous donnons cette courte description du massage hygiénique, regrette que les masseurs ne cherchent pas à suivre la direction des

muscles dans leurs malaxations et leurs pétrissages ;
ce qui donnerait certainement de meilleurs résultats.
Ils devraient également éviter de frapper fortement sur
le trajet des principales veines superficielles et toute
percussion sur le trajet des artères importantes. Dans
toutes ces parties, il ne faudrait que des frictions et des
pressions très douces ; il vaudrait même mieux se
borner à passer la roulette sur le trajet des vaisseaux.

DEUXIÈME PARTIE

———

LE MASSAGE EN CHIRURGIE

CHAPITRE I

—

LE MASSAGE DANS LES FRACTURES

I

L'immobilisation ayant toujours été considérée comme un des points les plus importants dans le traitement des fractures, lorsque M. Lucas-Championnière préconisa cette méthode, ce fut presque une révolution. Nombre de médecins des hôpitaux, nombre de professeurs protestèrent contre ce qu'ils considéraient comme une folie thérapeutique. M. Lucas-Championnière tint bon et aujourd'hui tous sont obligés de s'incliner devant les résultats obtenus.

Voici du reste une leçon où il expose les indications et les contre-indications du massage dans les fractures.

« On doit éviter le massage pour les fractures qui ont une grande tendance au déplacement. Ce n'est pas parce que le mouvement met obstacle à la formation du cal, mais parce qu'on s'exposerait à la formation d'un cal trop difforme ; aussi, même dans certaines fractures très mobiles (jambe), on obtient d'excellents résultats du massage pratiqué avant l'application d'un appareil inamovible, surtout si on reprend le massage peu de jours après l'application de l'appareil.

« Mais toutes les fractures à foyer peu mobile, et toutes celles qui ne comportent qu'un déplacement médiocre devront être traitées par le massage.

« Pour les très jeunes sujets, le massage est moins nécessaire; il est absolument indispensable à mesure que l'âge avance.

« Les fractures, au voisinage des articulations ou celles comprenant l'articulation, sont celles dans lesquelles le massage est absolument indispensable pour un traitement heureux.

« La fracture du radius est celle par laquelle j'ai commencé, et bien des années avant le massage, je l'avais traitée par l'immobilisation prématurée, suivant et exagérant les errements de bien des auteurs qui avaient indiqué les avantages de cette méthode, sans l'appliquer aussi régulièrement. J'ai rappelé que Bourguet (d'Aix) avait très heureusement employé une méthode mixte.

« Pour la fracture du radius, la fracture classique du poignet, on doit toujours l'appliquer, sauf les cas de grands déplacements avec mobilité. Dans ces cas très rares, j'applique un appareil, après avoir massé, et reprends le massage au bout de six ou sept jours. Dans ce massage de la fracture du radius, il faut prêter grande attention aux gaines tendineuses dont le gonflement joue un rôle considérable dans la déformation ; le masseur doit beaucoup insister sur cette région. Le massage doit commencer le plus près possible de la fracture. Les séances seront répétées autant qu'il est nécessaire.

Au bout de dix à quinze jours, tout est terminé, d'ordinaire. Pour appareil, une bande roulée. Le sujet doit se servir de sa main le plus rapidement possible. Disparition de la douleur, usage de la main dans la huitaine, retour des fonctions du poignet sans conservation de douleurs articulaires ; tels sont les résultats. Les doigts doivent être massés avec soin.

« J'ai eu peu occasion d'appliquer le massage aux fractures des deux os de l'avant-bras.

« Cependant j'en ai retiré de grands avantages en le combinant aux appareils.

« La fracture du péroné est la seconde sur laquelle j'ai pratiqué le massage. Il est bien naturel de songer à celle-ci, elle se rapproche de l'entorse où le massage est si efficace, et c'est une fracture pour laquelle les rebouteurs ont inconsciemment pratiqué le massage un grand nombre de fois. C'est encore une fracture pour laquelle les grandes déformations sont rares. La mobilité de la malléole ne me préoccupe guère. La seule contre-indication c'est la tendance à la luxation du pied en dehors.

« Ici le massage est plus facile encore qu'au radius ; il doit s'appliquer à tout le pied, aux orteils, à la périphérie de l'articulation, à la jambe, jusqu'au genou, en exceptant le foyer, ce qui est facile. Ensuite, une bande roulée formera tout l'appareil. Commencer le plus tôt possible après la fracture. Il faut recommander au sujet de ne pas marcher pendant la première huitaine ; mais c'est là une contrainte très difficile à obtenir. Le sujet qui ne souffre plus, marche quand même et ordinairement sans inconvénients.

« Le résultat c'est un retour rapide de la fonction. Les sujets qui séjournaient avant 1884, de 4 à 6 semaines, dans mon service y séjournent rarement plus de trois semaines, sortent, très souvent après 15 jours et quelquefois après 10. Certains malades, malgré tous les conseils, marchent dès le lendemain.

« Non seulement ce résultat immédiat est excellent, mais le résultat définitif est encore meilleur. Autrefois, les blessés revenant, après leur séjour à Vincennes, se plaignaient de leur marche, quelquefois on leur mettait à nouveau des appareils. Aujourd'hui, rien de tout cela, le retour rapide et solide à la fonction est la règle.

« La fracture bi-malléolaire sans grande tendance au déplacement, est un excellent sujet de massage, j'en ai eu les résultats les plus remarquables et les plus rapides.

« Même pour la fracture de la jambe au tiers inférieur ou à la partie moyenne, on obtiendra d'excellents résultats, soit qu'on traite des fractures sans appareils, lorsque la tendance au déplacement est médiocre, soit qu'on enlève l'appareil pour faire des massages. A peine la fracture est-elle solide, que les sujets marchent sans raideur du membre. Il n'y a pas d'œdème secondaire ; dans le second cas, les sujets marchaient bien au bout de 25 à 30 jours.

« Tels sont les types principaux des fractures sur lesquelles il faut masser. Mais j'en ai massé et fait masser bien d'autres ; d'abord des fractures articulaires, fracture d'un condyle du fémur, fracture de la poulie humérale, fracture de l'olécrâne. Si pour cette dernière je trouvais un grand écartement, je ferais la suture immédiate. Mais j'ai mobilisé rapidement même des fractures avec plaie.

« Pour la fracture de l'humérus même extrémité inférieure, la mobilisation prématurée est excellente. A l'extrémité supérieure, même pour les fractures avec bruit de noix, je fais faire le massage immédiat, dans l'immense majorité des cas, aucune tentative de réduction. Pour les cas les plus rares, 8 à 10 jours d'appareils. Au bout de trois semaines, même les vieillards se servent de leur membre, et toute une collection de cas de vieillards ayant dépassé la soixantaine, et qui, au bout de 4 à 6 semaines, se servaient parfaitement de leur membre.

« Dans les cas les plus rares, j'ai massé pour la fracture du col du fémur. J'ai même eu d'excellents résultats pour la fracture de la clavicule.

« Chose singulière, je n'ai pas eu, des massages de la fracture de la rotule, les seuls que l'on faisait avant moi, de résultats irréprochables.

« C'est une revue rapide que cette leçon, destinée à vous donner une idée générale de l'application du massage au traitement des fractures, mais non à l'étudier complètement. Il y a bien des cas particuliers que j'ai laissés dans l'ombre. Selon moi, cette pratique domine tout l'avenir du traitement des fractures ; elle le transforme complètement. Ne la confondez pas avec la pratique du massage secondaire destiné à dissiper les enraidissements qu'on aurait dû éviter.

« C'est chose toute différente ; c'est la seule dont vous trouverez trace dans les traités sur le massage parus avant mes communications à la *Société de chirurgie*, avant mes leçons, avant l'enseignement que j'ai donné à tous ceux qui ont suivi mon service depuis quatre années. Si vous y réfléchissez un peu, vous comprendrez aisément qu'il ne s'agit pas là d'un point de thérapeutique limitée ; c'est une méthode véritable, fondée, comme je vous le disais l'autre jour, non seulement sur un empirisme judicieux, mais sur une observation physiologique précise. De cette observation se dégagent incontestablement les vérités suivantes :

« Une petite quantité de mouvements n'entrave pas la formation du cal ;

« Le massage la favorise ;

« Le massage éteint les douleurs ;

« Le massage évite les enraidissements tendineux, musculaires, articulaires.

« L'avenir du membre, le rétablissement rapide des fonctions sont assurés par le massage.

« Le massage immédiat est le véritable traitement des fractures, sauf les cas où une très grande tendance au déplacement, empêche de l'utiliser. Même dans ces cas il est souvent possible, au moyen d'artifices divers, de l'appliquer rapidement et de le combiner avec des appareils indispensables ».

II

M. Lucas Championnière n'a, pour ainsi dire, pas eu de précurseurs. Il est le premier qui ait employé cette audacieuse et féconde méthode.

On avait bien signalé les dangers des longues immo-

bilisations : Dupuytren redoutait les impotences consécutives aux fractures du radius, et Velpeau, avait
remarqué que certaines d'entre elles, abandonnées sans
soins ou traitées comme de simples entorses, guérissaient
sans les raideurs si fréquentes après le séjour traditionnel
dans les appareils classiques. Hervey de Chégoin parlait
de ces mains rigides que Boyer comparait à « des mains
de justice » et Gosselin insistait, dans ses cliniques, sur
les troubles et la gêne des articles immobilisés pour
guérir les fractures voisines des extrémités osseuses.

Mais toutes ces constatations étaient restées stériles.
Le massage restait aux mains des rebouteurs qui, quelquefois, obtenaient empiriquement des cures presque
merveilleuses au nez et à la barbe des médecins ahuris
qui criaient à la supercherie.

Aujourd'hui presque tous les médecins qui se tiennent
au courant de la science, massent dans les fractures et
ils s'en trouvent bien.

Tous ne partagent pas entièrement les idées un peu
avancées et un peu enthousiastes peut-être de M. Lucas
Championnière, mais tous reconnaissent quels heureux
effets on peut retirer de l'emploi de cette méthode, dans
les fractures, et particulièrement dans les fractures qui
présentent peu ou point de déplacement des surfaces
osseuses.

Dernièrement encore, le D. Paul Reclus y consacrait
un important article dans la *Gazette Hebdomadaire de
médecine et de chirurgie* le 18 janvier 1890.

« Le massage n'est plus un procédé d'exception ; il
est applicable peu ou prou à la plupart des fractures et
tend à devenir une méthode générale dont il faut cher-

cher « non les indications mais les contre-indications ».
Celles-ci ne sont pas nombreuses : on aura recours au
massage, sauf dans le cas où la fracture est ouverte, où
la peau, ulcérée, est recouverte de phlyctènes, où la
mobilité et la tendance au déplacement sont telles qu'un
appareil solide est nécessaire. Encore massage et mobilisation ne seront-ils que retardés et dès que la fracture
ouverte s'est cicatrisée, que les téguments ont repris
leur épiderme protecteur, dès que le cal est d'une résistance suffisante, on se hâtera de masser et de mobi-
liser ».

III

La technique du massage est des plus simples : si la
fracture est mobile, le membre sera calé sur un coussin
de sable comme l'indique Championnière : si les fragments sont engrenés ou maintenus par des ligaments,
on prendra moins de précautions ; on glissera sur la peau,
ointe de vaseline ou d'huile, par des pressions légères
exercées par la face palmaire des pouces ; ces pressions
seront toujours « centripètes », c'est-à-dire dirigées de
l'extrémité du membre vers sa racine, selon le cours du
sang veineux, elles seront surtout multipliées au niveau
des jointures, le long des gaines tendineuses et musculaires, en évitant avec soin le foyer traumatique où ces
frictions provoqueraient de trop vives douleurs. Au bout
de cinq minutes, la région massée sera devenue analgé-
sique et on pourra exercer de plus fortes pressions : elles
comprendront tout le segment du membre où siège la

fracture, jambes, avant-bras, bras ou cuisses. Chaque séance peut ne pas dépasser un quart d'heure, mais on pourra la répéter matin et soir.

La mobilisation est plus simple encore : elle consiste à fléchir et à étendre les articulations situées au-dessus et au-dessous du foyer de la fracture ; si la diérèse siège à l'extrémité inférieure du radius, par exemple, on fera exécuter aux trois jointures des doigts, à celles du poignet, du coude et même de l'épaule, des mouvements méthodiques et réguliers ; on agira doucement, progressivement, prudemment, évitant tous les heurts, toutes les secousses, tous les ressauts qui pourraient retentir sur le foyer de la fracture et rompre le jeune cal. Il n'est pas besoin d'insister sur les effets physiologiques de ces manœuvres : les articulations et les ligaments restent souples, les gaines libres, les tendons lisses ; le tissu cellulaire se débarrasse des caillots qui l'encombrent, les muscles résorbent les exsudats grâce à la circulation qui se rétablit dans leur trame et cette nutrition plus active ne peut que profiter au foyer traumatique lui-même où l'ostéogénèse sera plus abondante.

IV

Le massage, comme on en peut juger, est d'une application presque constante dans les fractures du péroné. Nous devons donc, pour cette raison, nous y arrêter un instant.

Il est hors de doute qu'en diminuant le gonflement, l'œdème, il atténue d'abord la douleur, puis la fait disparaître ensuite; en hâtant la résorption de l'ecchymose, il débarrasse rapidement les fragments osseux du sang infiltré et épanché entre les deux extrémités sous le périoste, ce qui facilite le travail de réparation. De plus il facilite les mouvements de l'articulation tibiotarsienne, prévient l'empâtement des gaînes du cou-de-pied, empêche l'atrophie des muscles de la jambe, principalement de la région antéro-interne.

Les fractures du péroné sont des plus fréquentes et tout médecin peut être appelé fréquemment à faire appliquer le massage dans ces conditions. C'est pour cette raison que j'en indique ici le manuel opératoire.

« On doit se placer du côté du membre lésé, dit le Dr J. Fège (1). La jambe doit être couchée sur un coussin en plan incliné, le pied assez élevé. On débute par un effleurement très léger du dos du pied et de la jambe, pratiqué de bas en haut, en évitant la région de la fracture. Après quelques instants, lorsque la sensibilité est déjà moindre, on procède à un massage méthodique des différentes parties, pied et jambe jusqu'au genou. Refouler progressivement l'œdème derrière les malléoles, surtout du côté interne, en s'attachant à ne point faire souffrir le patient. Lorsque la tuméfaction diminue, effleurer avec le pouce ou les doigts les espaces tendineux qu'il faut dégager à leur tour. Il faut porter son attention sur les orteils, auxquels la liberté des mouvements doit être assurée dès le commencement. On continue ensuite par un effleurage circulaire, effectué autour des malléoles, en ne craignant pas de pousser en

(1) J. Fège *Le massage dans les fractures du péroné*. In *Revue d'hygiène thérapeutique*, 1889 n. 10 et 11

arrière pour repousser l'œdème et l'épanchement derrière le tendon d'Achille.

« Au niveau de la partie inférieure de la jambe, l'effleurage doit être fait avec le plus grand soin ; éviter tout d'abord la partie fracturée, reprendre l'effleurage à 3 ou 4 travers de doigt au-dessus et au-dessous ; ne pas dépasser les gaînes du cou-de-pied. Plus tard, quand il y a moins de gonflement et de douleur, effleurer, très légèrement d'abord, d'une manière plus énergique ensuite, en avant et en arrière de la fracture, en suivant les masses musculaires qui entourent le péroné, *sans jamais toucher à l'os lui-même ni presser directement dessus*. Cet effleurage peut être fait avec les deux pouces et la pulpe des doigts, qui saisissent entre eux les parties charnues. Lorsqu'on arrive au niveau de la fracture, il suffit de soulever les doigts de manière à respecter cette région.

« Quand, après 6, 7, 8 jours, le malade est en état de marcher, masser les muscles de la jambe en pratiquant toutes les manipulations usitées en pareil cas. Nous donnons la préférence à l'effleurage et au tapotement exécuté très légèrement.

« Ici plus que jamais, la douceur doit présider à toute manœuvre. La méthode est appliquée avec la plus grande rigueur. La durée des séances ne doit pas dépasser vingt minutes dans le commencement : plus tard vingt-cinq minutes ou une demi-heure conviennent fort bien. Après chaque séance, pansement humide maintenu par une bande ; nous faisons usage d'alcool camphré très dilué, une partie pour dix d'eau ; inutile de serrer le bandage.

« Après deux ou trois jours, et dès le début, s'il y a lieu, engager le malade à exécuter des mouvements, dans l'intervalle des séances qui peuvent être répétées deux fois pendant quatre ou cinq jours. Des mouvements peuvent être provoqués ensuite pour préparer le patient à se lever et à marcher. Il ne faut pas se hâter d'ailleurs de faire lever le malade ; on ne doit l'y décider que lorsque tout travail inflammatoire a complètement cessé, que le gonflement et l'ecchymose sont à peu près disparus. Du sixième au dixième jour en moyenne les malades peuvent se lever sans danger. Ne pas manquer de les prévenir qu'il y a grand inconvénient à s'arrêter debout, qu'ils ne doivent pas dépasser le premier jour une demi-heure de marche et qu'aussitôt qu'ils éprouvent la moindre fatigue, ils doivent se coucher. »

Avec ce procédé la guérison complète est obtenue au bout de 12 à 15 jours, 18 jours au plus, sans compter que, dès le début, on obtient la suppression de la douleur, la disparition rapide du gonflement, de l'ecchymose, avec la possibilité de faire mouvoir le pied.

V

En somme, le massage donne les plus heureux résultats dans le traitement des fractures. Aussi je ne saurais mieux faire que d'adopter les sages conclusions du Dr Paul Reclus.

« Cette méthode modifie heureusement le pronostic des fractures dont le traitement, autrefois trop immobilisateur, laissait après lui un membre enraidi, impotent, douloureux, infiltré par l'œdème, prédisposé aux éruptions cutanées et envahi par les ulcères ; grâce au massage et à la mobilisation précoce, la guérison est maintenant plus sûre, plus rapide et plus complète. »

CHAPITRE II

—

I

C'est dans l'entorse que le massage a donné les plus brillants résultats peut-être. « Les résultats qu'il a donnés sont merveilleux, dit Hueter. Si, dans le traitement des maladies articulaires, les empiriques sont beaucoup plus en vogue que les médecins, c'est que ces derniers n'ont pas assez souvent recours au massage ». En effet ce sont les rebouteurs et les charlatans qui ont les premiers employé cette méthode si simple que les médecins repoussaient, sans doute à cause de sa simplicité même.

Aujourd'hui personne n'oserait plus nier l'efficacité de ce mode de traitement. La durée moyenne des entorses traitées par la méthode ordinaire est de 20 à 25 jours ; avec le massage la guérison est obtenue au bout de 8 à 10 jours.

Pouteau disait déjà : « L'entorse, traitée par le massage, peut guérir sur le champ, et je ne sais pas par quelle fatalité les chirurgiens ne sont pas ordinairement heureux dans cette entreprise qu'on abandonne à des gens sans expérience et qui s'en acquittent pourtant bien en frottant fortement la partie bien huilée avec le pouce seul ou avec toute la main ».

En 1865, Millet de Tours avait traité par ce moyen des entorses avec un succès si brillant et si assuré qu'il s'écrie : « Après la troisième séance de massage, vous pourrez dire au malade, sans crainte de vous tromper : *Surge et ambula.* »

II

Le Dr P. Reclus emploie, dans le traitement des entorses, trois méthodes associées : la balnéation, le massage et l'application de la bande élastique.

Pour lui, on doit appliquer immédiatement la bande élastique qu'on enlève deux fois par jour, le matin et le soir, pour essuyer et laver la région ; en effet, sous son tissu imperméable, s'accumule la sueur qui se décompose vite, prend une odeur insupportable et, chose plus grave, irrite les téguments ; sans cette précaution, elle pourrait provoquer des poussées eczémateuses et de véritables éruptions de furoncles. C'est alors qu'intervient le deuxième précepte du traitement ; il faut plonger la jointure blessée dans un bain dont on élève progressivement la température jusqu'à ce qu'elle atteigne 48, 50, même 55 degrés centigrades. Sous son influence la douleur cesse, si déjà la bande élastique ne l'a pas dissipée ; la circulation s'active, peut-être aussi les échanges nutritifs ; et ces modifications diverses doivent être pour beaucoup dans la résorption plus rapide des exsudats péri-articulaires.

C'est encore d'ailleurs pour activer la résorption qu'on ajoute le massage à la pression exercée par la bande élastique ; et ce massage constitue le troisième terme de ce traitement mixte. La bande élastique a bien sur le massage l'avantage d'agir d'une façon continue, mais elle ne peut, comme le massage, chasser des mailles qui les contiennent, des caillots solidifiés ; l'énergique pression du doigt, « le pétrissage », n'est pas de trop pour cela ; il dissémine beaucoup mieux les infiltrations péri-articulaires et prépare ainsi la besogne de la bande élastique. En effet, après l'immersion du pied dans l'eau chaude pendant dix à quinze minutes, après une séance de massage de dix à quinze minutes, on enveloppe le membre pendant douze heures, sous la bande en caoutchouc. Et il faut que l'entorse soit très grave pour que la guérison complète ne soit obtenue en moins de quinze jours.

Et à l'appui de cette théorie, M. Reclus cite des observations très concluantes.

Lors d'une chute de voiture, dit-il, j'eus une distortion du genou telle qu'après m'être relevé et avoir fait quelques pas dans la rue, je fus obligé de m'arrêter, tant la douleur était vive ; au bout d'une demi-heure, la région était gonflée, déformée et déjà la rotule était soulevée par une petite quantité de liquide. J'appliquai alors la bande en caoutchouc. L'apaisement fut immédiat et, au repos du moins, la souffrance était nulle, je pouvais même marcher sans trop de douleur en terrain plat ; dès le cinquième jour, je commençais à monter facilement un escalier, que je pouvais descendre quelques jours plus tard. Au bout de quinze jours, la plupart des mouvements étaient faciles et tous étaient possibles; enfin les trois semaines n'étaient pas écoulées que je pus quitter la bande en caoutchouc qui avait guéri mon entorse, tout en me permettant de ne pas interrompre mes occupations habituelles.

Puis des observations empruntées à sa clientèle privée.

M. Reclus est appelé chez une dame de trente-neuf ans qui, en descendant de voiture, fit un faux pas ; elle voulut marcher, mais la douleur devint si vive qu'on dut la transporter chez elle ; il la vit au bout de quelque temps, et la déformation du cou-de-pied était telle qu'il crut à une fracture sus-malléolaire ; mais l'examen minutieux prouva que les os étaient intacts, sauf peut-être un léger arrachement du sommet de la malléole externe ; le gonflement étendu et rapide était dû sans doute à la rupture de quelques veines variqueuses. Il fit immédiatement plonger le pied blessé dans un bain, à la température de 45 degrés, qu'il fit élever progressivement jusqu'à 50, et après un quart d'heure il appliquait la bande élastique. Déjà la douleur, très vive au moindre mouvement, s'était apaisée dès que la région malade fut plongée dans l'eau chaude. Le bien-être se continua sous la pression du caoutchouc.

Dès le lendemain, le gonflement était moindre ; il recommandait l'immersion bi-quotidienne du pied dans le bain chaud, puis la réapplication immédiate de la bande élastique. Au troisième jour, il commençait les séances de massage, une chaque matin, un quart d'heure environ, après un quart d'heure d'immersion dans l'eau à 50 degrés ; il écrasait sous ses pouces des caillots abondants qu'il essayait de refouler vers le mollet ; mais la masse en était telle qu'à la quatrième séance il en existait encore de véritables foyers en arrière, le long du tendon d'Achille. Néanmoins, dès le septième jour, la malade pouvait faire quelques pas dans sa chambre, et au douzième, elle tenta, sans dommage, sa première sortie ; au quinzième la guérison était complète.

Observation analogue pour un Américain de cinquante-cinq ans qui, dans la rue, pour se garer d'un omnibus, se tordit le pied et tomba ; la roue d'une voiture atteignit le front et y fit une déchirure étendue. Le blessé fut transporté à l'hôtel et soigné par un médecin qui sutura la plaie du visage et mit le pied dans un appareil. M. Reclus fut appelé au huitième jour ; les douleurs étaient vives, l'impotence absolue et de grandes plaques ecchymotiques noircissaient la région externe du pied et la gouttière rétro-malléolaire ; la pression était très douloureuse au niveau de l'interligne articulaire et au sommet de la malléole externe ; mais la malléole elle-même était absolument intacte ; il s'agissait bien d'une entorse avec épanchement sanguin abondant.

Le traitement fut institué : immersion du pied pendant vingt minutes dans un bain qui fut très difficilement élevé à 49 degrés, le patient ne pouvant supporter une température supérieure ; puis on pratique une séance de massage qui dure un quart d'heure ; on écrase des caillots, moins nombreux cependant que dans l'observation précédente, et on refoule l'œdème vers le mollet ; puis on applique la bande élastique, jusqu'au lendemain. Pour la première fois, depuis l'accident, le sommeil fut tranquille. On recommence le lendemain : le troisième jour, le malade fit quelques pas dans l'hôtel ; le cinquième on le descendit, et le septième, il recommençait ses visites quotidiennes à l'Exposition.

Ces résultats sont des plus brillants ; disparition rapide de la douleur et du gonflement, guérison en moins de deux septinaires, quelquefois en un, pas de raideurs consécutives.

III

Comme on le voit, les séances de massage doivent être répétées deux fois par jour et chacune d'elles ne doit guère dépasser quinze minutes.

Il me reste maintenant, un mot à dire sur la technique du massage dans l'entorse.

Le membre doit être complètement allongé. Sous la jambe et le pied, on fait placer un coussin de crin ou de paille d'avoine, assez résistant pour constituer un solide appui ; le pied doit être sur un plan incliné plus élevé que la jambe. Pour les manipulations, on doit se servir le plus possible de la paume des mains, et éviter de déplacer le membre lésé.

Ainsi que l'indique judicieusement le Dr Fège, le massage consiste d'abord dans nn effleurage superficiel centripète très léger, ne devant jamais provoquer de douleur ; (*Voyez fig. 11*) ce que les malades, surtout les gens du monde, redoutent le plus. La durée de chaque séance est de 15 à 20 minutes, avec intervalle de repos

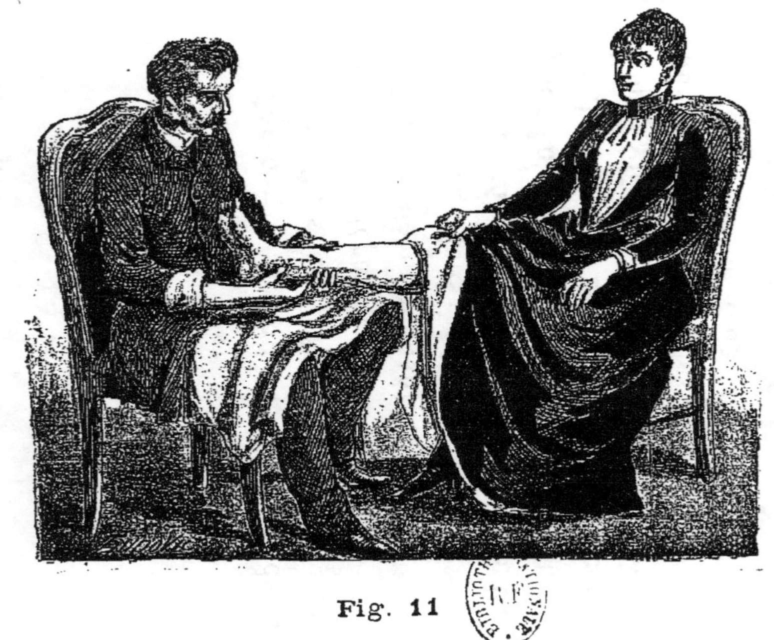

Fig. 11

de 10 minutes entre chaque reprise. Le premier effet est la diminution appréciable, à vue d'œil, du gonflement; l'empâtement, l'œdème, l'épanchement sanguin semblent fuir sous la main. A la deuxième reprise, l'effleurage doit être progressivement augmenté, en observant et en respectant le symptôme *douleur*. C'est le point capital. Déjà à ce moment, dans les cas moyens, on voit apparaître la saillie des tendons dont les intervalles se creusent.

Ce n'est qu'à la troisième reprise que la manipulation devient plus profonde, toujours avec la plus grande précaution et en graduant la pression : avec le pouce et le médius effleurage pratiqué dans l'interstice des tendons, d'abord à l'insertion et ensuite en remontant vers le cou-de-pied. Ici se place l'alternance de l'effleurage général du pied et de l'effleurage limité des intervalles tendineux et des gaînes : la vigueur s'accentue, de plus en plus, sans jamais dépasser la mesure ; le criterium est toujours la douleur dont la manifestation est très variable chez les sujets.

Bientôt le pied perd cette teinte livide, jaunâtre, qu'il avait auparavant; la peau devient rouge, légèrement hypérémiée; les veines superficielles se dessinent, s'injectent. La circulation s'y fait d'une manière active et régulière. Ce phénomène est pour nous, un signe excellent de l'efficacité du massage et marque en général la fin de la séance, quand la douleur a disparu et que les mouvements de la marche s'effectuent, sans difficulté. La durée moyenne de cette première séance est de deux heures à trois heures et demie, suivant la gravité de l'entorse. Il est utile, dans les deux ou trois premiers jours, de faire deux séances, l'une le matin, l'autre le soir.

Dans les séances qui suivent, insister sur l'importance qu'il y a, à faire des mouvements du [pied, à marcher, aussitôt que l'absence de douleur le permet, ne point s'arrêter dès les premiers pas, si celle-ci existe, car, quelques instants après le début de la marche, elle disparait. C'est ainsi que l'on vient en aide au traitement et que l'on en assure le succès ; quant à la douleur, cet exercice non seulement la fait cesser, mais aussi en prévient plus sûrement le retour.

CHAPITRE III

—

I

L'emploi du massage, dans le traitement des arthropathies ne remonte qu'à quelques années. Cependant il
a donné des résultats si satisfaisants, qu'aujourd'hui
il est employé par presque tous les chirurgiens.

Dans une récente leçon clinique, le professeur Guyon
a montré quels services cette méthode pouvait rendre.

Le massage, selon lui, tout en contribuant à la resti-
tution des mouvements, a surtout un rôle modificateur.
Il a pour effet principal de favoriser les résorptions. Mais
il ne faut pas mettre à son compte, comme on le fait
journellement, l'influence des mouvements. Leur com-
binaison est souvent utile, mais leurs indications
diffèrent. Le massage ne saurait être propre à tout, ni
posséder toutes les vertus, bien qu'Hippocrate ait écrit :
« Il relâchera une articulation trop rigide et resserrera
une articulation trop lâche ». De même que le mouvement, il détermine, comme effet immédiat, de la douleur.
Elle peut être fort vive, dans certains cas. La aussi sa
durée vous sert de criterium et vous dit si vous devez

craindre de la provoquer ou passer outre. Elle s'apaise assez vite, pour que l'on puisse continuer. Il est même à remarquer qu'elle s'apaise souvent séance tenante, malgré la répétition des manœuvres. Aussi Celse conseillait-t-il l'emploi de la friction, pour faire disparaître les dépôts dans les tissus et surtout pour soulager la douleur. L'action mécanique qu'elle exerce sur les tissus amène, en effet, leur dégorgement.

II

Je pense qu'il ne sera pas inutile de formuler ici les indications du massage, car il ne saurait être employé indifféremment, dans tous les cas.

Dans l'*arthrite aiyüe*, quelque étrange que cela puisse paraître, le massage amène rapidement la guérison. Quand la douleur est trop vive, Horck recommande de faire une piqûre de morphine, avant de commencer la séance de massage.

Néanmoins il y a ici une contre-indication : on doit s'abstenir de masser quand l'articulation contient du pus, parce que, dans ce cas, on pourrait déterminer des accidents infectieux et des abcès métastatiques.

Dans l'*arthrique chronique*, le massage est absolument indiqué et donne des résultats bien supérieurs à ceux obtenus avec les autres modes de traitement.

Mais il faut avoir recours à des manipulations assez énergiques pour broyer les granulations et les fongosités. Les mouvements peuvent dans ce cas être utile-

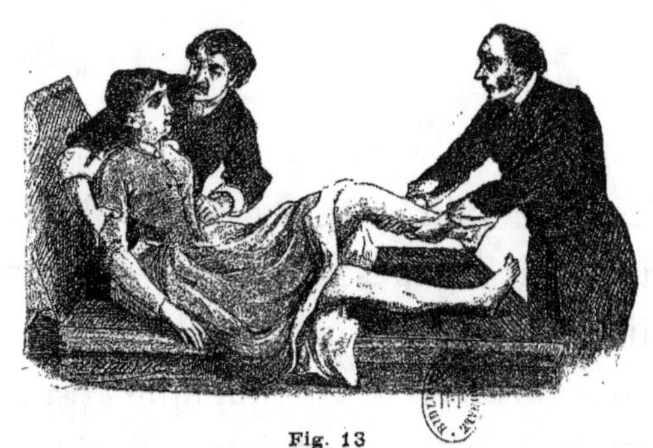

Fig. 13

ment associés au massage qui sauve de l'atrophie les groupes musculaires qui avoisinent l'articulation.

Dans *l'ankylose*, le massage, associé aux douches chaudes, peut encore rendre des services, là où les révulsifs sont restés impuissants.

Dans les cas d'*hydarthrose*, on ne doit employer le massage qu'avec beaucoup de précautions et chaque séance sera toujours suivie de l'application d'une bande compressive sur l'articulation malade.

III

Et maintenant, pour terminer, un mot sur le manuel opératoire.

On commence d'abord par masser les masses musculaires environnantes et on débute par l'effleurage qui se fait, comme toujours, de bas en haut.

D'abord superficiel et léger, il devient progressivement et sans brusquerie profond et vigoureux. Les interstices musculaires sont massés avec grand soin ; c'est là que le plus souvent siègent ces nodosités fibreuses que nous avons toujours constatées, en plus ou moins grand nombre. Il faut aller avec la plus grande douceur : la douleur qui est souvent très vive ne tarde pas à disparaître devant des manipulations faites avec beaucoup de soin et d'attention.

Lorsque la peau commence à rougir, terminer par un effleurage très léger et général du membre ; faire exécuter alors à l'articulation tous les mouvements qui lui sont propres, *sans brusquerie ni violence surtout*. Le malade exécutera lui-même ces mouvements : constater qu'ils se font bien et sans douleur. (*Voyez fig. 12*).

Quand ce résultat est obtenu, on ne termine jamais la séance sans faire quelques minutes de pétrissage, de foulage et de torsion des muscles, surtout quand l'atrophie est appréciable. *(Voyez fig. 13 et 14)*. On pétrit les muscles, principalement avec la pulpe des doigts, en même temps qu'on exécute des mouvements de torsion.

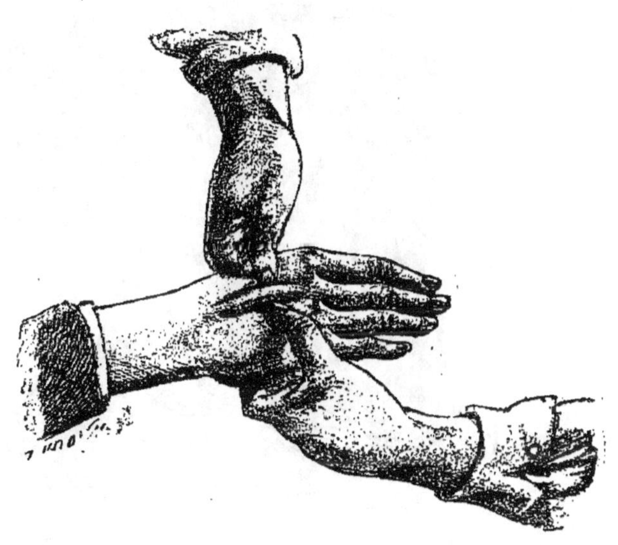

Fig. 12.

On se trouve bien aussi d'un tapotement très léger et du claquement avec la face palmaire des doigts, faits avec la plus grande souplesse. Se garder d'exécuter ces exercices aux points douloureux. Si les mouvements ne s'exécutent point ainsi que je l'ai dit plus haut, il faut reprendre pendant quelques minutes. Il est rare, après cela, de ne point obtenir le résultat voulu ; je n'ai jamais

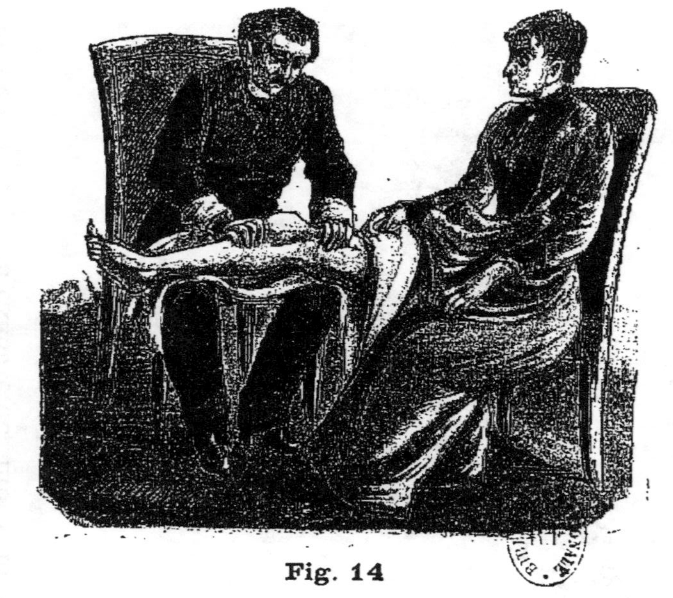

Fig. 14

dans bien des circonstances, mêmes difficiles, vu d'insuccès à cet égard. Je me permets, cependant, d'insister encore sur l'absence de toute manœuvre brutale et violente.

Recommander au patient de ne point rester inactif ; mais aussi de ne pas vouloir faire au-delà de ce qu'il peut ; il ne doit rien tenter de plus, en dehors des séances de massage, dont une seule par jour suffit amplement.

CHAPITRE IV

—

LE MASSAGE DANS LES CONTUSIONS ET LES RUPTURES MUSCULAIRES

1

Les gens du peuple emploient en quelque sorte instinctivement le massage dans les contusions. Quand un enfant se fait en tombant une bosse à la tête, la mère applique immédiatement un sou à l'endroit contusionné et l'y maintient un certain temps. Ce n'est en somme qu'une forme du massage.

Cela revient à dire que le massage pourra rendre les plus grands services dans les contusions au troisième ou au quatrième degré, quand il y a une extravasation considérable et formation d'une bosse sanguine ; c'est le meilleur moyen à employer pour éviter la suppuration.

On peut même ainsi dissiper les ecchymoses les plus considérables.

Dans les cas de contusions, on commence les manœuvres par un simple effleurage, on continue par des pressions, puis on termine par une friction vigoureuse.

II

Dans les cas de contusions et de ruptures musculaires, le massage n'est pas moins utile.

Dans les contusions et les luxations des muscles, le massage facilite la résorption des liquides épanchés et la circulation générale ; il fait cesser les contractions en remettant en quelque sorte les mollécules de la fibre contractée dans leur position fonctionnelle ; et les frictions, les mouvements imprimés, la malaxation, le pétrissement conviennent merveilleusement pour remettre le muscle luxé en place. Dans les ruptures musculaires, il se forme ordinairement un épanchement sanguin assez notable. Le massage fait disparaître rapidement la douleur et facilite la résorption du liquide épanché. Plus tard, il permet au muscle rupturé de reprendre plus vite ses fonctions.

Dans le coup de fouet ou rupture du tendon du plantaire grêle, on peut obtenir avec le massage des succès absolument surprenants. M. Dupuy de Frenelle cite des cas où le massage a pu rendre à un membre atteint de cet accident son usage d'une manière presque instantanée.

CHAPITRE V

—

LE MASSAGE DANS LE TORTICOLIS

I

Il y a lieu ici d'établir une distinction et de séparer le torticolis musculaire du torticolis non musculaire.

Dans le premier cas, le torticolis musculaire est ou bien aigu et alors il est ordinairement d'origine rhumatismale et est dû à un refroidissement, ou bien il est permanent et alors il est dû à une contraction ou à une rétraction musculaire, comme cela s'observe dans certaines névroses (hystérie, éclampsie, chorée) et quelquefois à la suite d'hémiplégies produites par une lésion cérébrale. Dans ces formes de torticolis, le massage a une action toute puissante.

Comme le torticolis siège généralement sur les muscles sterno-cleïdo-mastoïdiens et la partie supérieure du trapèze, c'est surtout sur ces muscles que le masseur devra exercer ses manipulations.

On peut, par ce moyen, amener la guérison presque instantanée de torticolis qui avaient résisté à l'emploi de toutes les autres médications.

II

Dans les cas de torticolis non musculaire, on a affaire ou bien à des brides et à des cicatrices cutanées, ou bien à des lésions osseuses et articulaires.

Le massage peut encore rendre de grands services, associé aux autres modes de traitement, mouvements méthodiques, électricité, appareils spéciaux, etc.

Mais il faudra, dans cette seconde variété de torticolis, recourir à des manipulations beaucoup plus énergiques, à cause des résistances assez considérables à vaincre.

CHAPITRE VI

—

La crampe des écrivains consiste en une raideur des muscles fléchisseurs, rarement des muscles extenseurs des doigts, au moment d'écrire. C'est, comme l'a si bien dit Duchenne de Boulogne, un spasme fonctionnel, ou mieux une paralysie musculaire fonctionnelle.

On sait combien cette affection est gênante et même douloureuse. Les doigts deviennent moins flexibles au moment d'écrire ; ils maintiennent la plume avec force et raideur, la main se meut tout d'une pièce, et s'engourdit ou devient légèrement douloureuse. Puis le pouce, l'index ou le médius sont pris de mouvements convulsifs, se courbent et se raidissent. Cette contraction s'étend même aux muscles de l'avant-bras et du bras, et provoque des sensations pénibles de constriction, des douleurs qui gagnent le dos de la main, atteignent le bras.

On sait combien sont nombreux les modes de traitement qu'on a mis en usage contre cette affection, et avec combien peu de succès. Les appareils les plus compliqués ne donnent que peu ou point de résultats, et sont fort gênants. Dans ces dernières années on a essayé du massage.

Schreiber cite un cas dans lequel il attribue la cure à l'action du massage et à l'exercice de la main avec l'appareil de Nusbaum qui force les malades à écrire en faisant fonctionner les muscles, dans une direction absolument opposée à la direction ordinaire.

Meding, Vigouroux, Rossander, Graham et Beard ont également obtenu des résultats très encourageants par l'emploi du massage.

CHAPITRE VII

—

LE MASSAGE DANS LE TRAITEMENT DE L'ILÉUS

I

Dans les cas d'obstruction intestinale, le massage et la malaxation de la région abdominale peuvent amener des résultats tout à fait inespérés, alors que toutes les autres médications ont échoué.

Avant d'avoir recours aux moyens extrêmes : ponction de l'intestin, entérotomie, gastrotomie, opérations toujours graves, il importe de tenter le massage et la malaxation de l'abdomen qui peuvent amener la guérison dans des cas tout à fait inespérés.

Delpech cite un cas dans lequel il a suffi de porter le doigt très haut dans le rectum, où il fit quelques mouvements, pendant que l'autre main exerçait des frictions et diverses pressions sur le ventre, pour obtenir une véritable débacle et lever l'arrêt des matières fécales.

Le Dr Bitterlin (de Baume-les-Dames) a rapporté

(*Union médicale 1882*). une observation des plus intéressante. Je demanderai la permission de la citer ici.

M. B..., cultivateur à Baume. âgé de 56 ans, d'une constitution robuste, n'ayant jamais fait de maladie antérieurement, me demande dans la nuit du 12 janvier. Cet homme souffre de coliques atroces, se tord dans son lit ; j'examine le ventre qui est un peu ballonné : pas de hernie, la langue n'est pas chargée, le pouls est régulier, n'accusant aucune fièvre ; point de vomissements.

Le malade a mangé un peu le soir, est encore allé à la selle dans la journée ; croyant être en présence de coliques par suite d'une irritation intestinale, je prescris 5 centigrammes de chorhydrate de morphine, 10 grammes d'eau de laurier-cerise, potion gommeuse 120 grammes, un lavement d'eau de son, avec de l'huile, cataplasme sur le ventre. Les douleurs se calment un peu la nuit, pour devenir assez vives le lendemain matin ; prescription ,60 grammes d'huile de ricin. Le malade avoue être très difficile à purger. L'huile est vomie avec des mucosités ; pas de selle ; un lavement de séné avec du sulfate de magnésie ne ramène rien. Dans la journée, des vomissements bilieux se déclarent, les coliques continuent : friction avec pommade de belladone et de jusquiame sur le ventre, et cataplasme. Malgré toute la médication employée, les vomissements persistent et la constipation reste opiniâtre ; le ventre commence à se ballonner. Je ne remarque aucune tumeur dans la région abdominale, aucune grosseur, ni douleur dans la fosse iliaque droite par le toucher, aucune accumulation de matière fécale dans la partie supérieure du rectum ; nul doute que je me trouve en présence d'une obstruction intestinale.

Les jours suivants, le ventre se ballonne davantage : je prescris 20 grammes d'eau-de-vie allemande ; le médicament est rejeté par des vomissements ; on continue les frictions belladonées et le malade prend des bains qui paraissent soulager un peu les coliques.

Le 20 janvier, se déclarent des vomissements *fécaloïdes* le ventre se ballonne à l'extrême jusqu'à la région épigastrique ; les coliques sont toujours violentes, le hoquet se déclare, le facies se décompose, les traits commencent à se gripper et le pouls devient très fréquent ; l'état général prend une grande gravité. Traitement : glace sur le ventre, lavement de tabac ; pas de selle. Le 22 au matin, les yeux sont excavés, le nez effilé, les joues creuses, les lèvres décolorées ; le malade se trouve dans la torpeur ; l'anxiété est très accusée par suite de la dyspnée qui s'accroit ; la peau est couverte d'une sueur visqueuse, le pouls est petit, rapide, l'urine rare et épaisse ; la voix est brisée, l'intelligence intacte. L'électricité ne produit aucun résultat; je prescris une pilule avec 15 grammes d'huile de croton; les vomissements continuent et la constipation est toujours opiniâtre. Le soir, trouvant le malade à toute extrêmité, l'idée me vient de masser et de malaxer fortement la région abdominale; cette pratique est fort douloureuse; quelques instants après, de violentes coliques se déclarent, on entend des gargouillements et le malade va du ventre.

Les vomissements cessent, le ventre devient moins ballonné; il reste encore quelques petites coliques; les jours suivants, les garde-robes se rétablissent régulièrement, le ventre s'affaisse et la convalescence commence.

II

Il y aurait peut-être lieu de parler ici du massage dans les cas d'étranglement herniaire. Mais le taxis est un procédé tellement commun en chirurgie, que j'ai cru inutile d'y insister. J'y ai d'ailleurs consacré quelques pages dans un des chapitres précédents.

CHAPITRE VIII

—

LE MASSAGE DANS LE CATARRHE ET LES RÉTRÉCISSEMENTS
DE L'URÈTHRE

1

« Sous l'influence d'un agent physique, dit le docteur
Bouilly (1), — le contact d'un instrument, — le tissu
pathologique qui constitue les rétrécissements peut se
ramollir, s'assouplir de telle sorte que l'urèthre non
seulement redevienne perméable à la colonne d'urine et
n'en gêne plus l'expulsion, mais se laisse parcourir par
des instruments volumineux. La constatation de ce fait
a créé la dilatation méthodique. Malheureusement le
contrôle histologique manque, et l'on en est encore
réduit à interpréter théoriquement les phénomènes
observés ».

M. Bouilly n'a pas voulu prononcer le mot de massage.
Là est l'explication des résultats obtenus. La dilatation
méthodique et progressive des rétrécissements de l'urèthre au moyen des bougies, n'est rien autre chose qu'un
massage thérapeutique de l'urèthre.

(1) Art. *Urèthre* du *Dictionnaire de médecine et chirurgie pratiques*. T. XXXVII.

Et en effet, comme le reconnait M. Bouilly, ce qui frappe tout d'abord dans la dilatation, c'est son action profondément modificatrice et, pour ainsi dire, toute physiologique. Le contact de l'instrument, pour qu'il arrive à amplifier les dimensions trop restreintes du canal, n'a pas besoin de s'exercer avec force, d'appeler à son aide une pression excentrique tendant à écarter les parois uréthrales. La dilatation n'est pas et ne saurait être une méthode destructive, comme le voulait Hunter en laissant à demeure des instruments qui exerçaient une forte pression; toutes les fois qu'on a tenté de lui faire jouer ce rôle, on l'a rendue à la fois inefficace et dangereuse, ainsi que Voillemier l'a démontré. En un mot, elle n'agit pas mécaniquement, mais dynamiqnement. Souvent en effet il suflit de mettre au contact de l'entrée d'un rétrécissement l'extrémité d'une bougie pour que cette stricture d'abord infranchissable se laisse ensuite facilement franchir et parcourir par un instrument relativement volumineux. Une petite bougie filiforme, laissée à demeure dans un rétrécissement pendant quelques jours, permet ordinairement au bout de ce temps l'introduction facile d'un instrument de diamètre trois ou quatre fois supérieur.

Je n'insisterai pas sur ce mode de traitement ou mieux de massage des rélrécissements de l'urèthre. On en trouvera la description dans tous les traités spéciaux.

II

« Après avoir éludié et comparé les divers procédés thérapeutiques, dit le Dr Hamonic, je suis arrivé à cette conclusion que le meilleur traitement à opposer au catarrhe uréthral, c'est la dilatation progressive à l'aide des bougies de Béniqué, poussées aussi loin qu'on peut le faire, et combinées avec de grands lavages du canal à l'eau très chaude » (1).

Pour lui, ce mode de dilatation constitue un véritable massage de l'urèthre, comme la dilatation dans les rétrécissements et son action physiologico-dynamique serait la même.

Et il ajoute :

Quant aux grands lavages, ils me paraissent rentrer dans le cadre de l'hydrothérapie chaude, et agir de la même façon que cette dernière en général. Donc je crois qu'on peut transporter au cas actuel toutes les considérations classiques qu'on applique au massage et à l'hydrothérapie, et sur lesquelles il n'est nullement besoin d'insister. En définitive, ces deux procédés mécaniques combinés agissent en modifiant la vitalité de la muqueuse, en activant les phénomènes circulatoires locaux, et en favorisant la desquamation et la réfection épithéliales qui jouent un si grand rôle dans toute affection catarrhale.

Il faut dilater progressivement, sans sauter de numéro ; en passant à chaque séance le plus grand nombre d'instruments possible et en portant la dilatation aussi loin qu'on peut, tout en tenant grand compte de la résistance élastique du canal et de sa sensibilité.

Le lavage doit être fait aussi abondamment que pos-

(1) *Du catarrhe antérieur de l'urèthre chez l'homme.* In. *Revue d'hygiène thérapeutique.* Février 1890.

sible, avec une eau atteignant la plus haute température que puisse tolérer la muqueuse uréthrale, et à la pression la plus élevée qui soit compatible avec la tonicité du sphincter interuréthral, qu'il ne faut forcer ici dans aucun cas.

Le traitement précédent n'expose le malade à aucune complication grave, lorsqu'il est bien appliqué. On peut cependant observer de légères poussées inflammatoires qui sont le fait d'une dilatation trop rapide ou de l'emploi d'une eau trop chaude. Ce petit accident met une interruption dans le traitement qui doit être repris aussitôt après.

Sa durée est variable. Il faut, pour guérir les catarrhes uréthraux rebelles, qui ont résisté à toutes les tentatives employées, de 10 à 30 séances de dilatation suivie de lavage. La moyenne des cas que j'ai guéris jusqu'ici est de 15 séances.

Si le sujet est entaché d'une diathèse arthritique ou autre il est évident qu'en même temps qu'on fera le traitement local, il faudra instituer une thérapeutique générale destinée à modifier les milieux intérieurs de l'organisme.

CHAPITRE IX.

—

I

En oculistique, la sensibilité et la délicatesse des organes à masser, impose un manuel opératoire un peu particulier dont je dois dire quelques mots.

Le mieux est, je crois, dans ce cas, de suivre les sages conseils que donne Pagenstecker.

« Le pouce ou mieux l'index, dit-il, saisit la paupière supérieure ou inférieure près de son bord ciliaire et, à l'aide de ce bord, pratique, sur le globe oculaire, des frictions rapides. Ces frictions sont de deux ordres : rectilignes ou circulaires.

« Les premières, de beaucoup les plus importantes, sont employées dans la plupart des maladies oculaires ; elles consistent en frottements partant du centre de la cornée dans une direction équatoriale. Chacune de ces frictions ne masse qu'un segment de l'œil, mais peu à peu on arrive à masser tout l'organe en changeant la direction que suit le doigt. Les mouvements doivent être faits avec une certaine vitesse ; la pression doit toujours être la même; la paupière et le doigt qui la guide doivent effleurer le globe oculaire.

« Le massage circulaire est pratiqué à l'aide de la paupière supérieure à laquelle le doigt fait tracer des cercles sur l'œil à l'union de la sclérotique et de la cornée.

Les séances ont lieu tous les jours; elles ne doivent pas durer plus de deux à trois minutes.

II

L'emploi du massage en oculistique ne remonte qu'à quelques années. En 1872, au Congrès international de Londres, Donders est un des premiers qui aiens préconisé cette méthode.

Le massage a d'abord été essayé dans les affectiont chroniques de l'œil : conjonctivite granuleuse et hypertrophique, opacité et taches de la cornée, sclérotite chronique, après le broiement de la cataracte. Dans tous les cas, on a obtenu de bons résultats.

D'après Pagenstecker, aucun procédé thérapeutique n'a pu jusqu'ici donner des succès égaux à ceux dus au massage dans les cas d'opacité de la cornée.

Dans la conjonctivite phlycténulaire, Friedmann a échoué quand les vésicules avaient une certaine grandeur, et réussi assez vite dans les cas de phlyctènes miliaires.

Schenkel a essayé le massage dans différentes formes de glaucôme. Dans les cas avancés, il a obtenu une diminution de la tension intra-oculaire qui n'a duré que vingt-quatre heures.

III

Selon M. Chibret, le massage donnerait les plus heureux résultats dans certaines formes de kératites et d'iritis.

Pour lui, il existe deux affections douloureuses de l'œil, que l'on peut appeler synalgiques. Ces affections, dont il a observé et suivi huit cas en une année, se distinguent des affections similaires, et notamment des autres kératites et iritis, de la façon suivante :

1° En explorant, par la pression digitale, les émergences du sus-orbitaire et des branches du nasal externe, on trouve que les affections synalgiques de l'œil coïncident constamment avec la sensibilité plus ou moins vive de ces émergences à la pression. Cette pression détermine quelquefois une douleur intolérable ;

2° Le massage des émergences nerveuses, douloureuses à la pression constitue un traitement sûr, rapide et souvent unique des affections synalgiques de l'œil.

D'un autre côté, ces affections, et les troubles trophiques qu'elles occasionnent dans la cornée ont souvent pour conséquence d'augmenter la réceptivité microbienne du tissu cornéen. Elles sont le point de départ de la gravité d'un certain nombre de kératites infectieuses, qui progressent malgré l'antisepsie, et s'arrêtent quand on y ajoute le massage.

IV

Abadie a employé le massage avec succès dans le blépharo-spasme.

Voici d'ailleurs les faits qu'il rapporte lui-même dans la *Gazette des hôpitaux* (1).

Une malade, âgée de quarante-cinq ans, se présente un jour à sa clinique, atteinte d'un blépharo-spasme de l'œil gauche. Ce spasme de l'orbiculaire remonte à une dizaine d'années environ ; il s'est un peu étendu aux muscles de la joue, et par moments, quand il est très accusé, il donne à la physionomie un aspect grimaçant. Depuis le début de sa maladie, cette femme a consulté plusieurs spécialistes qui, après avoir essayé successivement tous les moyens ordinaires (électricité, injections de morphine, etc.), lui ont proposé à plusieurs reprises, comme ressource suprême, la section du nerf sus-orbitaire ; mais elle n'a jamais voulu consentir à une opération. Comme à ses confrères, la névrotomie paraît à M. Abadie être le seul moyen curatif ; mais, en présence d'un refus obstiné, il croit l'occasion favorable d'essayer le massage forcé.

Après avoir enduit de vaseline tout le pourtour de l'œil, il pratique avec les pouces, aussi vigoureusement que possible, la distension forcée du muscle dans un sens rayonné tout autour de l'œil, refoulant la peau et les tissus sous-jacents de l'ouverture palpébrale vers la

______

(1) *Traitement du blépharo-spasme par le massage forcé du muscle orbiculaire*. (*Gazette des hôpitaux*). 7 octobre 1882 p. 925.

périphérie. Cette séance de massage qui finit par devenir réellement fatigante pour l'opérateur et la malade, dure environ de six à sept minutes.

Le lendemain cette malade revient, accusant un soulagement notable dans son état : son œil gauche est, en effet, presque aussi ouvert que le droit. On la tient en observation pendant une heure environ, et on constate que le spasme de l'orbiculaire est incontestablement moindre que la veille. Nouvelle séance de massage forcé pendant dix minutes.

Le lendemain, l'amélioration s'accentue encore, et cette femme déclare que de tout ce qu'elle a essayé jusqu'ici c'est ce qui lui a le mieux réussi. Le traitement est continué pendant trois semaines, au bout desquelles la guérison semble au moins momentanément assurée : les paupières s'ouvrent aussi librement l'une que l'autre. Depuis, cette malade a cessé de venir, et on ignore si le résultat s'est maintenu aussi satisfaisant.

Un jeune homme, âgé de vingt-six ans, atteint depuis un an d'un blépharo-spasme monolatéral, a été aussi rapidement amélioré, et n'est plus revenu au bout de quinze jours, se disant guéri.

Mais Abadie avoue qu'à côté de ces deux succès, au moins momentanés, il a eu un revers complet chez une autre malade, âgée de cinquante-cinq ans, affligée depuis longtemps de cette forme bizarre de blépharo-spasme double intermittent qui procède comme par surprises, produisant une cécité momentanée par l'occlusion violente des paupières, puis disparaissant subitement comme il est venu. C'est pourtant une forme qui guérit bien par la névrotomie.

V

Abadie se propose d'essayer encore le massage forcé de l'orbiculaire contre le *spasme nocturne des paupières*, affection qui est loin d'être rare, bien qu'elle ne soit signalée dans aucun ouvrage classique.

Assez souvent, nous sommes consultés par des malades qui se plaignent de ne pouvoir ouvrir les yeux, soit pendant la nuit, soit le matin, au réveil. Chez quelques-uns, l'impuissance est parfois absolue, et ce n'est qu'au bout de cinq ou dix minutes qu'ils parviennent, après des efforts pénibles et douloureux, à écarter les paupières l'une de l'autre.

Chez d'autres, la difficulté est telle qu'ils ne peuvent y réussir qu'en se servant de leurs doigts. Ce spasme nocturne ne paraît lié à aucune lésion intra ou extra-oculaire, et c'est probablement en raison de son caractère de bénignité que cette affection a passé jusqu'ici, sinon méconnue, du moins non décrite. Pourtant cette difficulté d'ouvrir les yeux la nuit est parfois gênante et même inquiétante pour certaines personnes, et il est bon qu'on s'en occupe.

Tous les procédés thérapeutiques échouent contre cette affection. Peut-être le massage donnerait-il des résultats. Dans tous les cas, comme le conseille Abadie, c'est un moyen à essayer.

CHAPITRE X

—

I

Le massage en otologie est chose toute nouvelle.

Politzer conseille de l'employer comme calmant dans es douleurs qui accompagnent l'otite externe et les abcès du conduit auditif externe.

Le massage, dans ces cas, consiste en frictions centripètes sur l'apophyse mastoïde et s'étendant vers le cou et l'oreille.

Gerst prétend également que le massage du cou a une véritable action antiphlogistique dans les cas d'inflammation dans la trompe d'Eustache et de l'oreille moyenne.

Zaufall et Eitelberg préconisent la même méthode contre les infiltrations de la région mastoïdienne et contre les bourdonnements d'oreille.

II

Meyer a traité par le massage trois hématômes du pavillon de l'oreille avec déformation. L'un d'eux datait d'un mois et demi et avait résisté à tout traitement. Il pratiqua une incision de la tumeur, et dès que la plaie fut cicatrisée, il obtint par la compression et le massage une guérison complète, sans déformation de l'oreille.

III

En résumé, on peut dire que le massage n'a pas encore fait ses preuves en otologie. Il semble avoir donné quelques bons résultats; mais les faits ne sont pas encore assez nombreux ni assez probants pour pouvoir en tirer une conclusion certaine. Il y a lieu de continuer les recherches dans cette voie.

TROISIÈME PARTIE

LE MASSAGE EN MÉDECINE

CHAPITRE I

—

LE MASSAGE DANS LES MALADIES DIATHÉSIQUES ET CONSTITUTIONNELLES

I

Je ne m'arrêterai pas longuement à ce groupe de maladies, car, comme le fait justement remarquer Estradère, « le massage ne peut rien contre l'élément morbide déterminant. Ce mode de traitement vient augmenter le nombre des agents thérapeutiques qui, en excitant toutes les fonctions en général, mettent l'économie à même de résister au mal, de l'éliminer en quelque sorte; ou bien de pallier à la consomption qui s'empare bien vite du malade. Dans toutes ces affections, l'hygiène joue un grand rôle; l'exercice a été considéré comme un des principaux agents à leur opposer; et le massage, comme lui, en favorisant, en excitant toutes les fonctions, atteindra le même but. L'indication est donc de s'adresser à l'économie tout entière, et ce sera un massage général qu'on devra pratiquer toutes les fois qu'on voudra employer cet agent thérapeutique dans ces affections. »

II

Valleix a conseillé le massage dans la goutte, et il soutient même que, si la goutte est inconnue dans les pays chauds, cela tient à ce que les habitants ont l'habitude de se faire masser.

Le Dr Paul Labarthe recommande vivement aux goutteux les frictions sèches sur la peau, dans l'intervalle des accès. Cela active les fonctions cutanées.

III

Dans la scrofule, le massage ne peut être que général et agir comme reconstituant.

Cependant dans les engorgements scrofuleux, le massage peut avoir une action directe et souvent des résultats très appréciables.

Dans la syphilis, le massage ne peut guère intervenir que dans les cas de cachexie. Il peut ainsi être utilement associé au traitement par les mercuriaux qu'il permet de supporter plus facilement.

Il en est à peu près de même pour le scorbut qui est manifestement dû aussi à un abaissement du chiffre des actions nutritives.

IV

Le massage agit d'une façon toute différente dans l'albuminurie et le diabète. Nous avons en effet montré

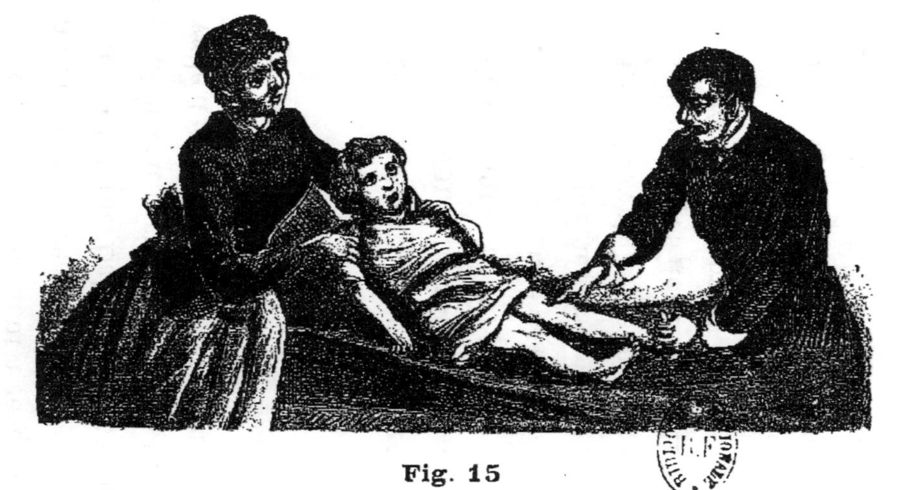

Fig. 15

dans la première partie de cet ouvrage qu'il avait une action diurétique.

Dans l'albuminurie, on peut non seulement amener la diminution de l'œdème par action mécanique, on peut encore amener la disparition complète de l'albumine dans les urines.

Dans le diabète, les observations sont encore trop peu nombreuses pour qu'on puisse conclure. Néanmoins Estradère cite un fait des plus encourageants.

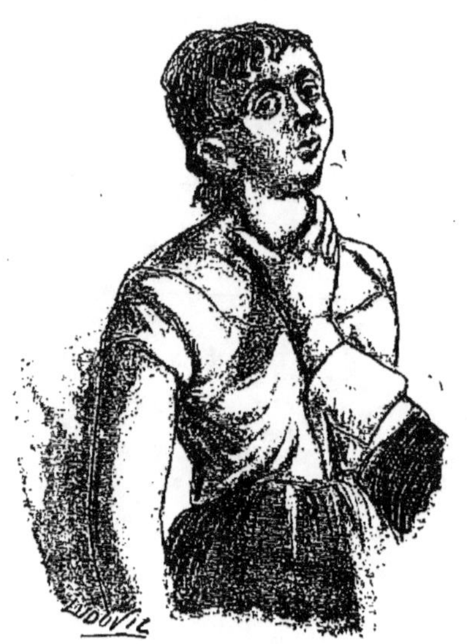

Fig. 16

Chez un diabétique, après deux mois de massage, les muscles avaient grossi, les crampes des mollets qui, au début, privaient le malade de sommeil, avaient cessé, la peau était devenue plus souple et souvent moite, la soif avait diminué, l'urine était moins chargée de sucre. Malheureusement cette observation n'a pu être suivie :

une pneumonie double vint enlever brusquement le malade en trois jours.

V

Dans le rachitisme, le massage a une double action curative : il agit comme reconstituant; de plus, par des manipulations des muscles les plus faibles, on peut prévenir des déviations et éviter des opérations ultérieures. (*Voyez fig. 15*).

Dans le goître, le massage peut également rendre des service. (*Voyez fig. 16*).

CHAPITRE II

LE MASSAGE DANS L'ANÉMIE ET LA CHLOROSE

I

A l'exemple de Thure Brandt, de Stockolm, j'ai pratiqué moi-même et fait pratiquer le massage général pour combattre certaines formes d'anémie qui résistaient au fer et au manganèse, et à tous les toniques possibles. Les succès ont été complets.

J'ai soigné en particulier un homme qui, à la suite d'hémorragies hémorrhoïdaires fréquentes et très abondantes, on était arrivé au dernier degré de l'anémie. J'instituai un régime et un traitement toniques. Les forces et les couleurs ne revenaient que fort lentement. J'eus alors recours au massage et à l'hydrothérapie. En quelques semaines le malade était à peu près complètement guéri.

II

Récamier, Aran et beaucoup d'autres ont employé le massage contre certains accidents propres à la chlorose. Dans les cas de paralysies et de névralgies se manifestant pendant l'état chlorotique, ces auteurs déclarent avoir vu disparaître ces symptômes alarmants après quelques séances de massage général.

Le massage se trouve surtout indiqué lorsque les malades se trouve dans l'impossibilité de faire aucun exercice actif.

III

Dans la leucocythémie, le massage semble avoir donné dans quelques cas une amélioration au moins momentanée.

« Par le massage général, dit Estradère, l'appétit renaîtra : les ganglions du cœur, des aisselles, des aines hypertrophiés diminueront de volume ainsi que ceux du mésentère ; l'hypertrophie de la rate et du foie pourra être atténuée ; les troubles de la vision et tous les autres signes de l'anémie et de la cachexie trouveront dans le massage un moyen aussi efficace que ceux que l'on a imaginés jusqu'à ce jour et qu'il sera bon de mettre en usage concurremment avec lui ».

CHAPITRE III

—

LE MASSAGE DANS LES NÉVROSES

I

De toutes les névroses, celle qui se montre la plus rebelle et qui résiste à tous les traitements, c'est sans contredit l'épilepsie. J'ai vainement essayé l'électricité, la suggestion, le massage, aucune de ces méthodes ne m'a donné un résultat satisfaisant et, dans la plupart des cas, j'ai échoué.

Il n'en est pas de même pour l'hystérie où l'électricité et la suggestion surtout amènent des guérisons presque miraculeuses. Le massage aussi a donné des résultats, et des résultats suffisamment brillants pour qu'on s'y arrête, le cas échéant.

Mitchell conseille le massage des muscles des membres et du tronc, sous forme de frictions centripètes et de pétrissage, pendant une demi heure au début ; plus tard, les séances durent jusqu'à deux heures.

Dans les cas rebelles, on pourra avoir recours au massage de tout le corps.

II

Dans la chorée, le massage a donné des résultats beaucoup plus importants

Dès 1855, M. Blache a fait à l'Académie de médecine une importante communication sur cette question.

« On fixe, dit-il, le malade sur son lit, dans le décubitus dorsal et on le maintient dans l'immobilité pendant dix ou quinze minutes; puis on commence le massage à pleine main et on le répète longtemps sur les membres inférieurs, supérieurs et la poitrine. Au massage succèdent des pressions énergiques sur les mêmes parties. Des manœuvres semblables sont ensuite pratiquées à la partie postérieure du tronc et principalement à la nuque et sur les masses musculaires des gouttières vertébrales. Une séance de cette nature dure environ une heure et on la répète pendant trois ou quatre jours de suite. Chaque fois on constate un amendement dans le désordre des contractions; l'enfant témoigne qu'il en éprouve beaucoup de bien-être et, s'il était privé de sommeil, il peut enfin dormir d'une manière plus calme. Les jours suivants, sans interrompre complètement le massage, on commence par faire exécuter des mouvements très réguliers et parfaitement rythmés.

« Il est clair que les massages et les frictions sont de nature à activer singulièrement l'action du système capillaire de la peau et des tissus sous-jacents, et partant les phénomènes de la nutrition. Les mouvements sont combinés de façon que les muscles, dont les puissances sont synergiques, se trouvent mis en mouvement d'une manière régulière et simultanée. Ces organes, inhabiles à se contracter spontanément et avec régularité, semblent tout à fait passifs; ainsi on plie et on étend les membres sans que la volonté du patient concoure à produire ces effets; le plus souvent même, elle semble s'y opposer, et on ne les obtient qu'en employant une certaine force; mais au bout de deux ou trois séances, quelquefois même après la première, la main du masseur suit les contractions qui viennent à son aide d'une manière régulière. La volonté n'avait plus qu'un faible empire sur le système musculaire; chaque jour cet empire augmente en même temps que les mouvements anormaux vont en diminuant de fréquence et d'intensité ».

Estradère a traité à Luchon plusieurs cas par cette méthode et il affirme que la chorée rhumatismale et la chorée des chlorotiques ne résiste pas à l'action combinée du massage et des eaux sulfureuses de Luchon.

Millis, Goodhart James, Joh Phillips et Busch emploient également cette méthode et complètent la guérison par les bains chauds à la température de 30 à 34°.

Le massage constitue donc, en somme, un agent assez puissant contre la chorée.

III

Dans la paralysie agitante, on n'a pas encore obtenu de résultats suffisamment sérieux pour qu'on puisse se prononcer. Néanmoins, Estradère a essayé de traiter par ce moyen une femme de cinquante-cinq ans, dont le mouvement était si prononcé qu'elle ne trouvait plus de repos ni jour ni nuit. Elle ne pouvait boire et manger qu'avec les plus grandes difficultés. Après un traitement de quinze jours, par les eaux de Luchon et le massage, cette femme put tenir un verre à demi plein sans le verser. Son corps put conserver l'immobitité pendant le sommeil. Après un traitement d'un mois de durée, le tremblement avait considérablement diminué.

C'est là un résultat incomplet, mais cependant très encourageant.

CHAPITRE IV

—

LE MASSAGE DANS LES MALADIES ORGANIQUES

DU SYSTÈME NERVEUX

I

Dujardin-Beaumetz et Estradère conseillent le massage dans l'ataxie, Charcot emploie les courants continus et, pour ma part, j'attribue les améliorations considérables et rapides que j'ai obtenues à l'action de l'électricité combinée avec le massage général. Je puis donc me permettre de conseiller l'emploi de ma méthode, qui est d'une application facile, avant de condamner le malade à la pendaison.

Schreiber a pratiqué le massage chez un tabétique qui présentait une anesthésie très prononcée de la région fessière, datant de cinq mois. Le massage a fait disparaître ce symptôme en douze jours.

II

Le Dr Vigouroux, de la Salpêtrière, pense que les courants labiles et les courants induits, à intermittences fréquentes, doivent être employés simultanément pour obtenir une plus grande action sur la nutrition. Il procède de même dans la sclérose amyotrophique. Quoique je n'aie pas eu l'occasion d'expérimenter ma méthode dans ce genre d'affections, je suis persuadé qu'elle donnerait d'excellents résultats.

C'est un traitement à essayer.

CHAPITRE V

I

Charcot en France, Van Lair à Bruxelles, Craith en Angleterre, Schreiber et Bentser en Allemagne ont préconisé le massage dans les diverses affections nerveuses périphériques.

Il n'y a de contre-indication au massage que dans les cas de névralgies d'origine centrale ou bien dans les cas de névralgies déterminées par la compression d'un néoplasme.

Le massage peut être employé aussi avec succès dans les névralgies cervico-brachiales, cervico-occipitales, du trijumeau sciatique, hyperesthésies générales ou partielles, artralgies.

II

Pour diminuer la surexcitation nerveuse et amener l'engourdissement, il faut avoir recours à des excitants violents : tapotement, pétrissage énergique, effleurage rapide sur tout le trajet du nerf.

« L'homme et les animaux, dit Reibmayr, cherchent instinctivement à calmer les fortes douleurs névralgiques en exerçant des pressions sur le point douloureux ; cette pression doit être assez forte pour agir jusque sur le cylinder axis du nerf douloureux.

« La manière d'opérer cette pression varie avec chaque cas particulier ; tantôt elle doit être continuelle et exercée par la main, les doigts ou des instruments spéciaux, tantôt elle doit être intermittente. Son intensité et sa durée ont une assez grande importance, le plus souvent elle doit porter sur tout le trajet du nerf (effleurage brut et fort avec un ou plusieurs doigts). Pour les cas qui demandent une pression longue et régulière, il faut se servir d'appareils appropriés à chaque cas.

III

Dans la scapulalgie le massage semble devoir donner les meilleurs résultats. Je n'en veux pour preuve que cette observation tirée des leçons d'orthopédie de Malgaigne.

Un soldat qui avait eu une scapulalgie en Afrique, revenait des eaux à Paris avec une impossibilité absolue de soulever le bras. J'entrepris immédiatement des mouvements et bientôt je vis renaître les contractions fibrillaires dans le deltoïde naguère immobile ; bref, je fus assez heureux pour lui rendre complètement sa fonction. Or, le deltoïde et les muscles qui entourent l'articulation sont dans cet état toutes les fois qu'il y a six semaines ou deux mois au plus d'immobilité. On comprend dès lors l'intérêt qu'il y a pour le malade à

l'établissement méthodique régulier et continu des mouvements d'exercice qu'on variera, dont on augmentera
la force à mesure que la contractilité renaîtra.

C'est bien là du massage et cette observation est très
probante.

IV

Dans la névralgie sciatique, le massage est plus utile
encore et a des indications nombreuses. (*Voyez fig. 17
et fig. 19*).

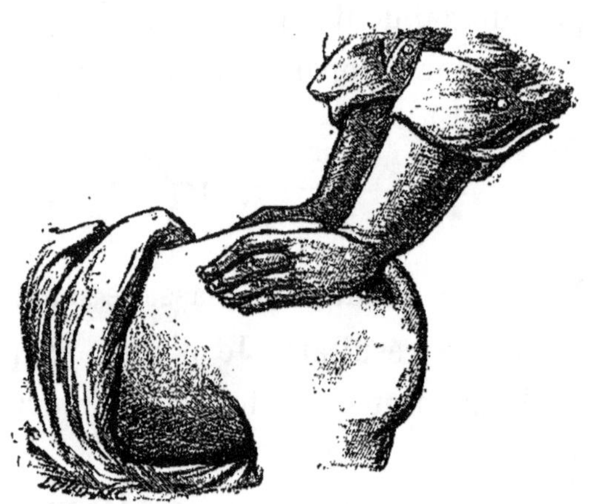

Fig. 17

On a vu des sciatiques résister pendant des années à
tous les traitements, et céder rapidement sous l'influence
du massage. Mais c'est dans les sciatiques d'origine
rhumatismale qu'on obtient les plus beaux succès.

Quand la névralgie est due à des lésions anatomiques
du filet nerveux et de sa gaîne, à des inflammations
chroniques de voisinage, à des exsudats, il faut avant

tout déterminer le siège de la lésion, car, dans ces cas, on aura surtout à compter sur massage local.

V

On peut, et il est mieux dans la plupart des névralgies, associer l'électricité au massage. La guérison est obtenue alors plus rapidement.

D'après Regimbaud de Montpellier, les trois modes d'électricité réussissent, mais c'est surtout les courants continus que l'on doit employer en appliquant le pôle négatif sur le tronc nerveux et le positif sur la partie malade.

On se sert d'abord d'un courant modéré. On l'augmente graduellement et l'on fait comme l'on a commencé. Charcot et Schreiber ont employé le massage. En associant, comme je le fais, l'électricité et le massage, on obtiendra très rapidement d'excellents résultats.

CHAPITRE VI

—

I

Le docteur G. Norström, a déjà publié en 1885 un premier travail sur le traitement de la migraine par le massage. Dans cet opuscule, il s'efforçait de démontrer que beaucoup de céphalalgies réunies d'habitude sous un même nom générique, étaient des névralgies secondaires, partant des foyers d'inflammations chroniques des muscles du cou, siégeant, le plus souvent, au niveau de leur insertion, mais parfois aussi dans leur corps. Il rappelait en même temps que des sciatiques datant de plusieurs années avaient guéri en faisant disparaître par le massage les indurations des muscles fessiers ou pelvi-trochantériens. Des migraines très douloureuses et très rebelles avaient cédé au même procédé. Le massage des insertions crâniennes ou du corps charnu du trapèze, du sterno-cleido-mastoïdien, poursuivi pendant un temps suffisant, avait fait disparaître les indurations et la névralgie avait guéri.

II

Le docteur Norström est revenu sur le même sujet; mais, pour éviter les polémiques qu'à soulevées son précédent travail, il remplaça le mot de migraine par celui de céphalalgie.

Il ne soutient pas cette théorie excessive que les céphalalgies extra-crâniennes soient nécessairement d'origine musculaire; que toutes les myosites chroniques limitées au cou produisent des douleurs paroxystiques à forme migraineuse; que le massage est une méthode infaillible qui ne comporte aucune contre-indication, aucune chance d'insuccès. Il prétend simplement que la céphalalgie et la migraine sont bien plus souvent des symptômes que des maladies essentielles et que ces symptômes sont bien souvent tributaires du massage au point de vue thérapeutique. Et il apporte à l'appui de sa thèse un certain nombre d'observations.

III

Le docteur Norström donne dix cas de céphalalgie traités par le massage, quatre fois chez des hommes et six fois chez des femmes.

Il a remarqué que ni le sexe ni l'âge n'ont constitué une prédisposition évidente; que ces sortes de céphalalgies s'observent à toutes les époques de la vie; qu'il n'existe aucune régularité dans leur marche et leur mode de développement; tantôt elles sont notablement

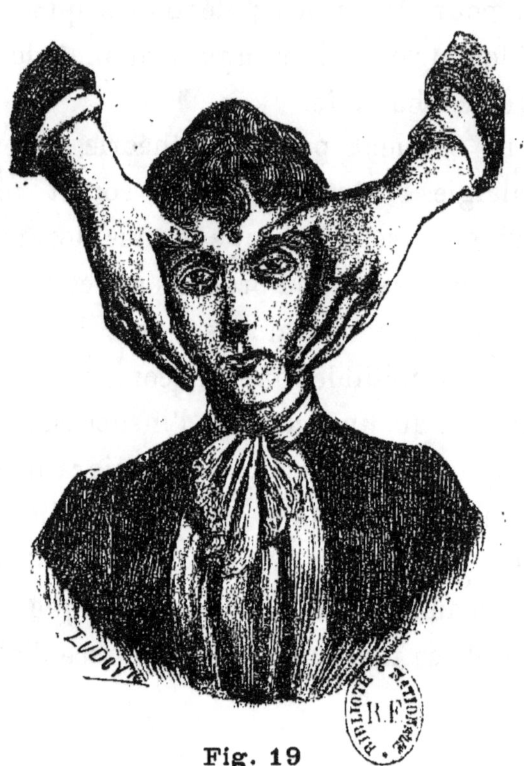

Fig. 19

plus intenses au début qu'elles ne le seront plus tard ; d'autres fois c'est le contraire, le mal est d'abord supportable, c'est une sensation désagréable de pesanteur, une gêne plutôt qu'une douleur proprement dite ; dans la suite, le mal prend le caractère paroxystique et les accès se montrent.

Sur les dix malades observés par le médecin suédois, neuf se plaignaient presque exclusivement des accès, et quatre seulement parmi eux éprouvaient, dans leur intervalle, des phénomènes assez pénibles pour qu'il leur accorde quelque attention.

Chez presque tous les malades, les causes provoquantes de l'accès furent presque toujours celles qu'on note dans la plupart des affections de nature rhumatismale : un coup de froid, la saison humide, l'approche de la neige, l'exposition à un courant d'air, ce qui est bien en rapport avec les notions que nous possédons actuellement sur la nature de la myosite chronique localisée.

Dans chacune des observations rapportées par le docteur Norström, on trouve notés ces foyers limités d'induration dus à des myosites chroniques partielles correspondant soit aux insertions, soit au corps charnu des muscles. Ces phlegmasies chroniques ne seraient que du rhumatisme musculaire.

Le massage a donné, dans tous ces cas, les plus heureux résultats.

IV

Quant à la technique de la méthode, je ne saurais mieux faire que d'en emprunter la description à Norström lui-même. (*Voyez fig. 19*).

« La séance dure de quinze à vingt minutes. Le massage se fait avec le pouce; au début, on se fatigue très vite et l'on est plus d'une fois obligé d'interrompre ; par l'exercice, on arrive à s'habituer. Il faut toujours faire les frictions de la périphérie vers le centre, dans le sens du courant lymphatique. On n'a souvent raison que par le pétrissage des foyers qui se trouvent sur le bord supérieur du trapèze. Le traitement, parfois douloureux au début, est bien supporté après une quinzaine de séances, par suite de la diminution des accidents inflammatoires et de la douleur contusive locale; plus les foyers sont durs, plus il faut d'énergie dans le massage. Pour les nerfs, il est bon de faire d'abord une friction simple, puis une pression accompagnée de trépidation. Comme l'ont fait remarquer très justement Bergmann et Helleday, dans leur travail sur le massage, publié en 1873, on augmente d'abord l'irritabilité nerveuse; puis celle-ci diminue et disparaît. La sensation douloureuse du début ne correspond point, comme on pourrait le croire, à une augmentation de vitalité des nerfs, c'est le premier stade de la fatigue ; au stade plus avancé, l'irritabilité diminue; il est donc bon de graduer, comme nous l'avons dit, les manipulations pour en arriver là le plus vite possible : effleurage, pression simple, pression avec trépidation. Au niveau de l'émergence du sus-orbitaire, on masse latéralement de haut en bas, surtout quand il existe des altérations de périnevrite. Il est impossible de rien dire pour les ganglions sympathiques. C'est la susceptibilité individuelle qui règle tout, le supérieur et le moyen sont faciles à trouver; pour ce dernier, qui est plus ou moins engagé sous le sterno-mastoïdien, il est bon de faire tourner la tête du côté opposé. L'inférieur à cheval sur le col de la première côte est moins accessible, j'ai eu rarement jusqu'ici à faire porter le massage sur lui.

« Après la guérison on doit compter encore avec des retours offensifs; cette circonstance est heureusement exceptionnelle, sur quatre-vingts cas environ je ne l'ai notée qu'une quinzaine de fois. En général les symptômes sont moins prononcés et moins pénibles que lors de la première attaque : cela tient à ce que les foyers sont moins nombreux qu'au début; à ce qu'ils ne se sont que partiellement reproduits. La durée du traitement (quinze jours à trois semaines) est plus courte que la première fois. Chez deux malades seulement j'ai été obligé de recommencer deux fois; à la fin, j'ai eu raison de tout. »

CHAPITRE VII

—

LE MASSAGE DANS LE RHUMATISME

I

Dans le rhumatisme aigu articulaire, dans l'attaque franche, le massage ne trouve que peu d'indications. Mais il peut rendre des services au déclin de l'attaque, quand elle n'est plus que subaiguë. Il calme les douleurs et surtout prévient les raideurs musculaires consécutives.

J'ai été appelé dernièrement à soigner une femme prise d'une attaque rhumatismale aiguë. Toutes les articulations du membre supérieur droit étaient extrêmement douloureuses. Le moindre mouvement, le moindre contact arrachaient des cris à la malade. J'ordonnai d'abord des paquets de salicylate de soude et d'antipyrine. Au bout de huit jours les douleurs avaient diminué et la malade pouvait déjà exécuter quelques mouvements sans trop de peine. Je commençai alors, immédiatement, les séances de massage. Je fis des frictions et un pétrissage assez énergique du coude et de l'épaule. Au bout de cinq séances quotidiennes, la

douleur avait complètement disparu et tous les mouvements étaient revenus.

II

Dans le rhumatisme chronique, le massage peut
rendre de grands services. Mais il faut alors, dans ces
cas, avoir recours à des manœuvres assez énergiques.
Les mouvements passifs ont une grande importance,
car ils luttent avantageusement contre les raideurs
articulaires et contre les déformations des membres. Je
ne parle pas de l'élément douleur qui disparaît presque
toujours au bout de quelques séances de massage.

III

Mais c'est contre les douleurs musculaires que le
massage donne les plus heureux résultats.

La Gazette des hôpitaux rapporte une observation
très intéressante dans laquelle il s'agit d'une douleur
très ancienne et très réfractaire aux traitements les plus
variés et les mieux dirigés et qui guérit après cinq
séances de massage.

Cette douleur siégeait à la partie interne et inférieure
de la cuisse droite. L'intensité de la douleur était telle
que les mouvements du membre étaient devenus impos-
sibles. Le malade épuisa, dans les divers hôpitaux de
Paris, la science et la sagacité de nos premiers praticiens
et professeurs. Enfin, il fut admis pour la troisième
fois à la Charité, dans le service de Piorry qui, voyant

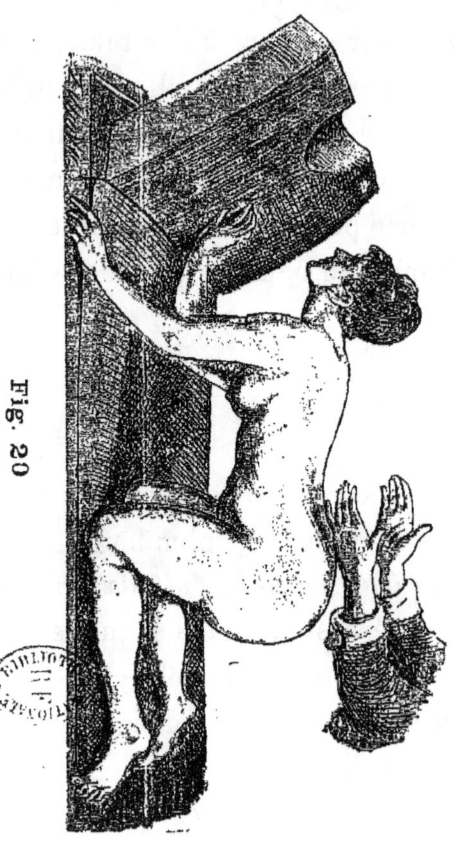

Fig. 20

l'inutilité de tous les autres moyens, eut l'idée d'employer le massage. En cinq jours de ce traitement, la guérison fut complète et la douleur disparut sans retour.

Aussi Estradère qui cite également cette observation, conseille l'emploi du massage dans le torticolis musculaire, dans le tour de reins et surtout le lumbago. (*Voyez fig. 20 et 21*).

Lieutaud, Bonnet et Martin de Lyon, Nélaton, ont en effet vu bien souvent la disparition presque subite du lumbago sous l'influence du massage.

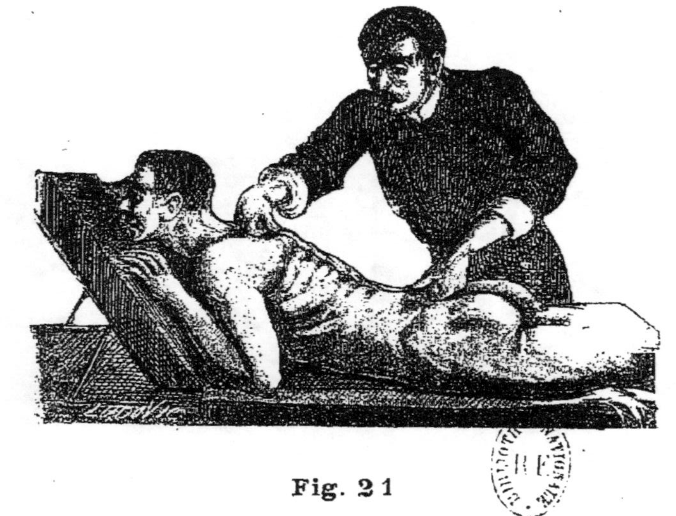
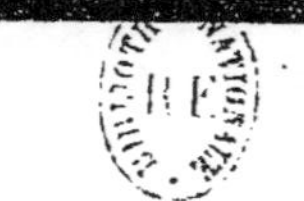

Fig. 21

CHAPITRE VIII

—

I

Dans les paralysies consécutives à des hémorragies cérébrales, le massage peut, en excitant les nerfs périphériques, faciliter le retour des mouvements dans les membres paralysés.

Combiné avec l'électricité, il peut amener les plus heureux résultats.

Le Dr Lagarde publie dans le *Courrier médical* du 3 septembre 1864, une observation des plus intéressantes.

Une femme de trente-deux ans, d'une forte constitution a eu, sans cause connue, une attaque d'apoplexie avec paralysie complète de tout le côté droit.

Après un mois d'un massage général et méthodique, la malade put faire sans fatigue des promenades à pied d'une heure environ et se servir de la main droite dans tous les cas où elle n'avait pas à déployer une force trop considérable.

J'ai moi-même soigné un homme atteint d'hémiplégie à la suite d'une hémorragie cérébrale. Cet homme n'avait pu quitter son lit depuis plus de trois mois. Au bout de deux mois, grâce au massage et à l'électricité combinés, il pouvait se lever et faire de courtes promenades. Une nouvelle hémorragie s'est alors produite et l'a emporté.

II

Dans les paralysies myogéniques, paralysies musculaires partielles, incomplètes, indépendantes de toute lésion du système nerveux, le massage donne les meilleurs résultats, surtout s'il est combiné à l'électricité ; il empêche l'atrophie des muscles et surtout leur raccourcissement. Il en serait de même des paralysies essentielles qu'on observe à la suite des affections aiguës.

III

Le Dr L. Monnier cite un cas d'impotence des pelvitrochantériens gauches chez une jeune fille de quatorze ans, guérie par la faradisation et la flagellation.

Son observation est fort intéressante. En voici un court résumé.

Les muscles de la région postérieure de la cuisse sont un peu moins fermes que leurs congénères, quoique ce soit à peine appréciable : il en est de même de la différence entre la circonférence des deux membres à leur racine. Le genou est indolent.

La malade étant placée en décubitus dorsal, nous voyons les deux jambes se mettre en position sensiblement symétrique et normale. Les mouvements passifs de flexion de la hanche gauche sont arrêtés à l'angle aigu par une certaine raideur, accompagnée de douleur rétro-trochantérienne. L'adduction n'est également pas aussi étendue que du côté opposé ; mais tous ces symptômes sont à peine saisissables. La rotation externe, passive ou active, est aisée ; elle est un peu moins puissante du côté parésié ; en tous cas, il n'y a aucune raideur dans ce mouvement : nous verrons plus loin la valeur de ce signe relativement au diagnostic.

Tel est l'ensemble symptômatique observé pendant le décubitus : l'étude de la marche permettra de compléter cette esquisse.

Quand la malade se lève, les deux pieds se placent en parfaite symétrie, mais, au moment où elle porte la jambe gauche en avant, celle-ci tourne autour de son axe, et le pied se pose en varus très accentué, quoique direct, c'est-à-dire sans se compliquer d'équin ou de talus.

On établit le traitement suivant : chaque jour faradisation, pendant 20 minutes, des muscles de la gouttière pelvi-trochantérienne, en appuyant assez fortement, afin de faire passer aussi profondément que possible le courant d'induction : puis percussions énergiques, avec une serviette trempée dans l'eau froide, sur la même région ; enfin, demi-repos, c'est-à-dire que les jeux et les promenades sont proscrits.

Le traitement est continué très exactement pendant un mois et, au bout de ce temps, le résultat est parfait, en ce sens que le pied gauche qui avait de la tendance au varus, se place toujours en position symétrique par rapport à son congénère avec un angle de 15° environ ; ce n'est pas l'angle de 22° 1/2, nécessaire pour avoir une démarche élégante et correcte, mais c'est, en somme, suffisant et nullement disgracieux.

CHAPITRE IX

—

LE MASSAGE DANS LA DILATATION DE L'ESTOMAC

I

Cette affection est tellement fréquente et s'amende si admirablement par le massage, que je crois devoir entrer d'abord dans quelques considérations sur sa nature et ses symptômes.

Cette affection est plus fréquente qu'on ne serait tenté de le croire de prime abord, néanmoins on ne la rencontre que rarement dans la jeunesse, c'est surtout dans l'âge adulte et dans la période ultime de la vie qu'on la rencontre le plus souvent. L'influence du sexe n'est pas appréciable malgré les nombreuses statistiques qui ont été dressées à ce sujet. On pourrait croire cependant que l'homme, plus exposé aux excès alcooliques, devrait plus fréquemment être atteint de dilatation.

Elle ne reconnaît en effet que deux causes qui sont pour ainsi dire mécaniques : l'une comprend les obstacles qui siègent à la région pylorique, l'autre les altérations des parois propres de l'estomac. — Dans le premier cas on a généralement affaire à un cancer de nature variée ou à des polypes, et alors si l'électricité est un moyen bien aléatoire d'entraver la marche de cette redoutable affection, le massage ne donne que peu d'amélioration. Aussi ne nous occuperons-nous point de cette première cause, la plus rare d'ailleurs dans la pratique.

Les altérations des parois propres de l'estomac reconnaissent plusieurs causes. Ce sont d'abord les adhérences périgastriques si bien étudiées dans leur origine par le professeur Duplay. Puis viennent alors par ordre de fréquence l'inertie des tuniques musculaires de l'estomac. Elles sont causées, en général, soit par une hypertrophie du tissu de la paroi propre, soit par une paralysie des couches musculaires, soit enfin par une dégénérescence granulo-graisseuse de la fibre musculaire même. Quelquefois (et le cas pourrait être considéré comme une forme aiguë) on voit survenir une dilatation brusque de l'estomac, dans le cours de la convalescence de certaines formes graves de fièvre et alors on admet généralement que cette forme est due à des lésions ou du grand sympathique ou du pneumo-gastrique.

II

Dans la dilatation de l'estomac, on voit cet organe prendre des dimensions très variables, il peut descendre (et nous avons présent à la mémoire le cas d'une femme de trente ans) jusque dans l'excavation pelvienne.

Quand on retire, à l'aide du tube de Debove ou d'une pompe stomacale, le contenu d'un estomac dilaté, on trouve des restes de boissons, d'aliments solides plus ou moins digérés, la salive des sécrétions muqueuses et presque toujours un cryptogame assez curieux que l'on nomme *sarcine*, on y trouve en outre, et cela se comprend, des ptomaïnes, des leucomaïnes, produits de fermentation : aussi le liquide extrait de l'estomac dilaté a-t-il une odeur fétide caractéristique.

Nous reviendrons d'ailleurs un peu plus loin sur l'utilité d'un traitement antiseptique.

Dans quelques cas, la muqueuse de l'estomac est encore saine, mais le plus généralement, elle est enflammée et présente des érosions ou des ulcérations; par le fait même de la dilatation les parois de l'estomac sont amincies.

Le diagnostic de la dilatation est facile à faire et il n'y a guère que la dilatation du côlon avec laquelle on pourrait le confondre.

L'appétit souvent conservé est dans quelques cas, excessif; la soif est ardente, ce qui prédispose le malade à l'alcoolisme. Les vomissements qui sont fréquents ne vident jamais l'estomac en entier, les matières sont fétides et acides, la constipation habituelle alterne avec de véritables débâcles. L'épigastre, et quelquefois tout l'abdomen, est tendu et saillant, la percussion permet de se rendre compte d'une vraie sonorité tympanique, et la succussion hippocratique est souvent facile à constater.

Le bruit de glou-glou se perçoit dans la majorité des cas.

Les troubles locaux ne tardent pas à retentir d'une façon désastreuse sur l'état général : on voit le malade dépérir, s'amaigrir, et, dans les périodes ultimes, la cachexie. Dans quelque cas il y a tendance à la syncope même dès les débuts de la maladie.

La forme aiguë est à marche très rapide, se terminant le plus souvent d'une manière foudroyante. La forme chronique au contraire a des débuts qui peuvent passer longtemps inaperçus, elle se développe lentement, dure des mois, des années; c'est dans cette forme surtout que l'électricité et le massage peuvent rendre les plus grands services, et l'on voit sous l'influence du traitement une amélioration progressive dans l'état local aussi bien que dans l'état général.

III

Maintenant la question se pose ainsi : quel traitement ferons-nous suivre à un dilaté de l'estomac? Nous adresser à la thérapeutique alimentaire, puis à l'anti-sepsie stomacale, agir contre la constipation et enfin tonifier l'estomac. L'état général de tardant pas à s'améliorer sous l'influence du traitement local, nous n'aurons pas à nous en occuper.

Le régime alimentaire sera sévère. M. Bouchard et notre maître, M. Dujardin-Reaumetz, ont formulé des règles dont on ne saurait s'écarter : Il faut éloigner le plus possible les repas et boire très peu, ne jamais manger en dehors des repas, ni prendre aucun liquide : on aura surtout recours aux œufs cuits, les viandes braisées, légumes peu verts, fruits en compotes, du pain sans mie, d'une manière générale soupes peu liquides et aliments peu aqueux. On doit préférer les vins blancs légers aux vins rouges contenant du tannin, proscrire absolument les liqueurs et le lait, les eaux minérales ne devront contenir qu'une faible quantité de gaz (eau d'Alet par exemple).

Dans les cas où on a constaté une hypochlorhydrie assez marquée, il est bon de prendre, selon les indications de MM. Bouchard et Hayem, un demi-verre de la solution suivante à chaque repas.

Acide chlorhydrique pur.   4 grammes.
Eau distillée...........   1,000   —

Pour modifier les fermentations plus ou moins putrides des matières alimentaires qui séjournent dans un estomac dilaté on pourra avoir recours à l'emploi de l'eau sulfocarbonatée (Sapelier), ou aux cachets médicamenteux que M. Dujardin-Baumetz formule ainsi :

Salycilate de bismuth.. ⎫
Naphtol B............ ⎪ ââ 10 grammes.
Bicarbonate de soude.. ⎬
Magnésie calcinée..... ⎭

en quarante cachets à prendre trois fois par jour.

On doit tendre le plus possible à rendre les garde-robes régulières et on y arrive par l'usage des eaux minérales purgatives et surtout par le massage, comme nous le verrons plus loin.

IV

L'électricité seule ou jointe au massage rend dans la dilatation de l'estomac de grands services et permet le plus souvent de se passer des médicaments.

On emploira avec succès l'électricité soit statique soit sous la forme de courants continus et de courants faradiques. — Pour électriser l'estomac dilaté on doit se servir de l'appareil du docteur Bardet ou des appareils similaires. Il se compose essentiellement d'un syphon stomacal coupé en deux parties réunies par une portion métallique en forme de T qui permet l'introduction d'un mandrin par l'intérieur du tube qui pénétre dans l'estomac. A l'extrémité de ce mandrin se trouve une olive de charbon. On fait d'abord pénétrer le tube dans l'estomac, sans le mandrin. On introduit ensuite ce dernier. Il faut avoir soin de remplir l'estomac d'une certaine quantité d'eau et c'est par l'intermédiaire de cette eau qu'on électrise, sans inconvénient, la surface interne de l'estomac. La sonde est percée latéralement de deux trous, de sorte que l'électrode (catode ou anode, suivant le sens du courant employé), ne se trouve pas en contact direct avec la muqueuse et ne peut par conséquent pas déterminer des accidents locaux dus à l'électrolyse. On aura, de plus, la précaution de ne se servir que de courants dont l'intensité ne dépassera pas 25 à 30 milliampères.

V

L'électricité, quoique réveillant la tonicité des tuniques musculaires de l'estomac, employée seule, est cependant loin d'être aussi utile que quand on l'associe à l'emploi du massage.

Hirschberg (d'Odessa), élève de M. Dujardin-Beaumetz, a étudié à fond l'emploi du massage dans la dilatation de l'estomac. Son manuel opératoire diffère peu du mien.

Le Dr Carron de la Carrière pratique le massage chaque jour, le plus loin possible du principal repas, pendant quarante-cinq minutes chaque fois ; massage local de l'abdomen et massage général des membres et de la partie postérieure du tronc.

Le massage général consiste d'abord en pincements, puis en pressions par larges surfaces de la peau et des muscles, et se termine par la manipulation profonde des grosses masses musculaires. Pour le massage abdominal, les manœuvres ont pour but de pratiquer un véritable pétrissage de l'estomac et d'exercer des frictions énergiques en suivant la direction du gros intestin et en décrivant un cercle autour de l'ombilic.

Ce traitement peut quelquefois, au début, être assez pénible à supporter. Les premières séances de massage peuvent être suivies d'une lassitude extrème et même de douleurs musculaires, nécessitant le repos au lit. Plus tard, au contraire, la lassitude est remplacée par une véritable sensation de bien-être.

VI

Le docteur Carron de la Carrière préconise vivement cette méthode dans les cas de dilatation stomacale d'origine neurasthénique où elle donne les meilleurs résultats.

« *La dilatation de l'estomac, dit-il, peut être une*

manifestation de la neurasthénie. Cette forme est utile à connaître et mérite une place à part dans le cadre nosographique, car sa thérapeutique découle de son étiologie. En présence d'un dyspeptique, surtout s'il est dilaté, on devra toujours rechercher si l'affection locale ne masque pas un état nerveux général. Ce diagnostic étiologique est parfois peu aisé, surtout quand les accidents datent de loin, car les troubles occasionnés par la dilatation gastrique se surajoutent à ceux qui ne sont que l'expression de la névrose. On fera la distinction par la recherche de la succession des phénomènes ; les stigmates de la neurasthénie seront souvent reconnus comme antérieurs aux troubles dyspeptiques, et ceux-ci apparaîtront comme un des nombreux épisodes de la maladie générale, comme un des anneaux de la chaîne bien longue des accidents dont le neurasthénique souffre continuellement.

« Les cas de dilatation justiciables de cette origine sont peut-être ceux qui offrent le plus de succès thérapeutique. Tandis que la médication locale donnerait peu ou point de résultats, le traitement général les améliore toujours. Ce traitement consiste dans les moyens d'hygiène thérapeutique. Il demande, pour être couronné de succès, beaucoup de patience et de rigueur de la part du malade et du médecin. Il faut, en effet, être prévenu que l'amélioration est lente à se produire, même lorsque l'action bienfaisante se fait sentir relativement de bonne heure. Chez notre malade ce résultat ne fut sensible qu'au bout de deux mois, et elle doit rentrer dans la catégorie des cas heureux.

VII

Contrairement à la méthode habituelle de massage de l'estomac, consistant à masser l'organe lorsqu'il est vide, M. Cséri masse l'estomac quand il est encore plein, c'est-à-dire deux ou trois heures après le principal repas. Le malade étant couché sur le dos, la bouche tenue ouverte, notre confrère hongrois masse l'estomac à partir du fond et jusqu'au pylore, en faisant alternativement des frictions et du pétrissage. Ces manipulations sont d'abord douces et superficielles, puis de plus en plus énergiques et profondes. A la fin de la séance, qui dure de dix à quinze minutes, on pratique le massage de l'intestin.

Ce massage n'est ni douloureux ni désagréable, bien au contraire, car son premier effet est de provoquer une éructation abondante de gaz, au grand soulagement du malade. Après la séance, le malade éprouve à l'estomac une sensation très agréable de douce chaleur. Parfois il se sent un peu somnolent et fatigué, mais la sensation de pesanteur, de plénitude dont se plaignent les dyspeptiques après les repas, disparaît le plus souvent. Déjà, au bout de quelques jours, le malade éprouve une amélioration notable ; il est plus gai, plus dispos, il n'a plus ses cardialgies vespérales habituelles.

L'action si favorable du massage de l'estomac à l'état de plénitude, suivant le procédé de M. Cséri, est due à plusieurs facteurs : à l'évacuation de gaz accumulés, à l'excitation de la fonction sécrétoire de l'estomac pendant que la digestion se poursuit encore, à l'augmentation du péristaltisme et, enfin, à l'évacuation dans l'intestin d'une partie du contenu stomacal.

CHAPITRE X

—

I

« Lorsqu'on s'est bien assuré par le toucher du rectum, dit Piorry, qu'il ne s'y trouve pas d'obstacle mécanique à la sortie des fluides élastiques, et lorsqu'on a surtout des raisons pour attribuer l'accumulation des gaz à l'atonie du tube digestif et à l'extrême dilatation de celui-ci, on peut employer avec succès les pressions sur l'abdomen. On commence par les pratiquer sur la région iliaque gauche et de haut en bas, de sorte que ['on conduise ainsi les fluides élastiques du colon vers le rectum ; ensuite on exécute la même manœuvre d'abord sur le colon descendant, sur le cœcum, et enfin sur l'intestin grêle. C'est avec assez d'énergie que de semblables pressions doivent être faites. Elles consisteront en des mouvements doux, en frictions dirigées jusque dans la profondeur de l'abdomen. Ce moyen thérapeutique et rationnel est entièrement fondé sur l'anatomie. (*Voyez fig. 22*).

Ewald a employé le massage avec avantage dans l'atonie des voies digestives avec constipation ordinaire sans lésion de l'estomac. Il a également réussi à régulariser les fonctions de l'intestin.

Livy emploie aussi le massage dans la constipation et Arétée l'avait employé bien avant lui.

II

Voici, d'après Zabludowski, quel est le manuel opératoire.

Le malade est placé dans la position génu-pectorale (il repose sur les genoux et les coudes). Le masseur, se tenant à sa gauche, applique sa main gauche au-dessus et sa main droite au-dessous de l'ombilic. Il masse ainsi l'abdomen en faisant alterner les mouvements transversaux avec les mouvements longitudinaux. Dans ces derniers, la main gauche se meut du rebord des côtes à l'ombilic, tandis que la main droite exécute un mouvement en sens inverse, de la symphyse pubienne à l'ombilic. Les mains doivent être un peu recourbées, afin de pouvoir mieux saisir les téguments avec les anses intestinales sous-jacentes. Si les parois abdominales sont très tendues, on est obligé de masser encore dans la direction perpendiculaire, de bas en haut.

Avec ce procédé, le poids des intestins contribue pour beaucoup à l'efficacité du massage. Les anses intestinales tombent comme d'elles-mêmes dans les mains du masseur et lui échappent moins facilement. Les masses fécales dures que l'on sent à travers les parois de l'abdomen sont utilisées comme points d'appui pour le déplacement de certains groupes d'anses intestinales.

Après cinq minutes de ce massage, qui doit être

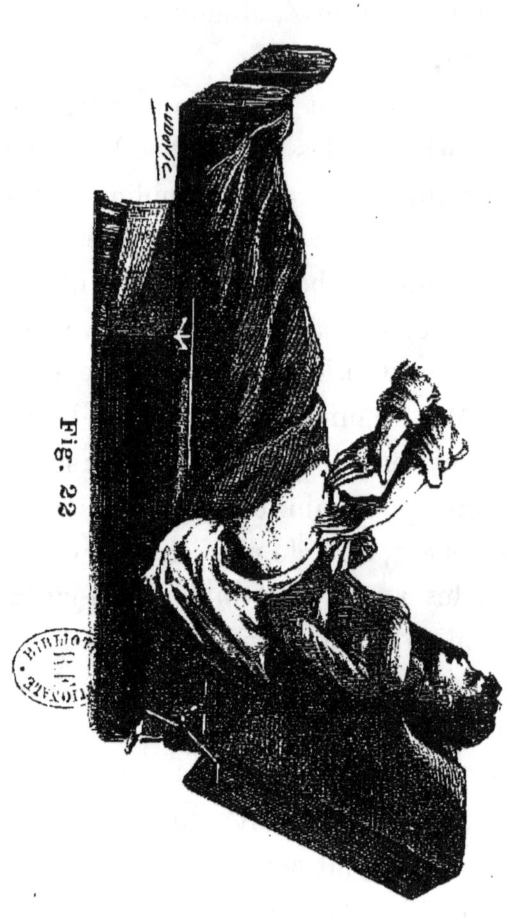

Fig. 22

très énergique, le malade est couché sur le dos et on lui pratique alors, dans cette situation, pour clore la séance, le massage de l'abdomen d'après le procédé usuel.

Au début, le massage suivant le procédé de M. Zabludowsky n'est pas exempt de certaines difficultés. En effet, le malade réagit souvent en tendant son ventre et en se couchant de tout son poids sur les mains du masseur. Mais cette réaction involontaire diminue rapidement, et le malade finit par s'habituer à se maintenir sur les genoux et les coudes, tout en tenant son ventre bien souple.

A l'aide de son procédé. M. Zabludowski a réussi à triompher, en quelques séances, de constipations chroniques datant de plusieurs années et qui avaient résisté à tous les moyens employés antérieurement, soit même au massage pratiqué suivant la méthode usuelle, c'est-à-dire dans le décubitus dorsale du malade.

CHAPITRE XI

—

I

« Les maladies de l'appareil respiratoire pour lesquelles on a conseillé le massage, dit Estradère, sont peu nombreuses, et le succès de cet agent thérapeutique, dans toutes ces affections, est presque toujours incertain. Il en faut cependant excepter quelques-unes : ce sont les affections qui tiennent au défaut de perspiration spontanée. La peau ayant une fonction respiratoire assez active, toutes les fois que cette fonction sera supprimée ou diminuée, la fonction respiratoire pulmonaire doit devenir supplémentaire de celle-ci. Réciproquement, quand les fonctions pulmonaires seront diminuées par une affection des voies aériennes, la respiration cutanée devra suppléer à celle du poumon ».

II

Aussi, malgré les tentatives quelquefois heureuses de Kellgren, on ne peut pas compter sur le massage pour traiter les inflammations pulmonaires.

C'est surtout dans l'emphysème, dans l'asthme, dans la bronchite chronique, qu'il pourra rendre des services.

On pourra même l'appliquer avec succès dans certains cas d'angine de poitrine.

Muhlberger cite l'observation d'un jeune homme qui calmait ses accès d'angine de poitrine en appliquant ses deux poings sur la région précordiale ou en appuyant la poitrine sur le bord d'une table. Pour imiter ce traite ment instinctif, il pratiqua l'effleurage et le pétrissage de la région et réussit à diminuer la violence des accès et leur durée.

III

Le massage consiste en un effleurage de toute la cage thoracique; le malade doit respirer fortement pendant les séances.

Il n'y a pas lieu de s'étonner des effets obtenus, car le massage produit une révulsion puissante et s'accompagne, dans certains cas, d'une rougeur intense. La fluxion cutanée agit alors favorablement sur l'hyperhémie des organes internes.

CHAPITRE XII

—

I

Georgii prétend agir directement par le massage sur les contractions du cœur et ses autres fonctions.

Oertel préconise également le massage du cœur.

Ce massage consiste en une pression des deux mains sur les parois thoraciques, en allant de la cinquième ou sixième côte, dans la ligne axillaire, vers l'extrémité du septième ou huitième cartilage costal, au niveau de l'appendice xiphoïde. Il se fait pendant l'expiration, ou mieux pendant la seconde partie de l'expiration saccadée d'Oertel.

II

Les indications du massage du cœur seraient les suivantes :

1° Toutes les fois que le muscle cardiaque faiblit, qu'il y ait nutrition insuffisante, dégénérescence ou surcharge graisseuse ;

2° Toutes les fois que le cœur est insuffisant (stases veineuses) ;

3° Toutes les fois que la circulation est gênée, et, par

suite, que le cœur est obligé à un travail plus considérable (lésions valvulaires, lésions pulmonaires) et doit s'hypertrophier.

Contre-indications :

1° Processus endocarditiques ou péricarditiques récents ou récidivants ;

2° Myocardite aiguë ou subaiguë secondaire à la sclérose coronaire ;

3° Etat scléreux et athéromateux du système artériel.

III

Je crois qu'on ne peut guère compter sur cette méthode thérapeutique. J'emploierais beaucoup plus volontiers, dans les affections cardiaques, le traitement diétético-mécanique par la méthode d'Oertel. C'est là de l'hygiène thérapeutique bien entendue.

CHAPITRE XIII

—

I

Le massage du cou peut donner les meilleurs résultats dans les cas de spasme de la glotte.

Cela paraîtra peut-être paradoxal, mais nombre d'auteurs l'ont constaté. Et d'ailleurs l'interprétation du fait n'est pas si difficile à trouver. Le massage, en effet, agit dans ces cas de deux façons : et comme révulsif et comme agent de déplétion en activant la circulation. On peut même constater *de visu* les résultats. La muqueuse fortement injectée, rouge, tuméfiée avant la séance est, après le massage, plus pâle, moins boursoufflée ; la gêne et les douleurs ont disparu.

« Il n'y a pas d'astringent, même administré rapidement, dit Reibmayr, qui vaille un massage du cou habilement pratiqué ».

II

On a encore pratiqué le massage avec succès dans certains cas de contracture spasmodique du vagin, dans les contractures du col vésical et la rétention d'urine qui en est souvent la conséquence.

III

L'Espana medica (août 1865) cite un cas de colique néphrétique pour lequel le Dr Calmara exerça des pressions avec la paume de la main de haut en bas, le long du trajet des artères et obtint le soulagement immédiat du malade.

On croit que le massage pourrait rendre des services analogues dans les cas de coliques hépatiques. Le massage de la région pourrait faciliter l'acheminement vers le canal cholédoque des calculs biliaires.

IV

Enfin Bellixerd, Friedlander, Desessarts, conseillent l'emploi du massage dans le tic de la face, principalement chez les enfants.

CHAPITRE XIV

—

LE MASSAGE DANS L'INCONTINENCE D'URINE

I

Je n'ai, bien entendu, l'intention de ne parler ici que de l'incontinence nocturne des enfants, de l'incontinence dite essentielle.

Elle commence généralement vers l'âge de quatre ou cinq ans et peut se prolonger jusqu'à vingt ans. Elle se produit surtout pendant la nuit : les enfants urinent à plein jet, dans leur lit, sans avoir conscience et sans se réveiller.

Dans le jour, les urines peuvent être retenues, mais les malades sont obligés de satisfaire le besoin aussitôt qu'ils le ressentent, sous peine d'uriner en partie dans leurs vêtements.

II

Presque tous les moyens thérapeutiques échouent contre cette affection.

Le massage combiné avec l'électricité et l'hydrothérapie peut au contraire donner les plus brillants résultats.

L'hydrothérapie consiste principalement en douches froides sur la région du périnée.

L'électricité peut s'appliquer localement. On introduit un des réophores jusqu'au niveau de la partie membraneuse de l'urèthre et on applique l'autre au-dessus du pubis.

Le Dr Jules Janet, un élève du professeur Guyon pense que l'électricité agit en rendant la muqueuse vésicale sensible, ce qui force les enfants à se réveiller et à se lever aux premières menaces d'uriner; mais cela ne diminue pas la pollakiurie qui est la cause première de l'incontinence. Mais lorsque cet effet s'est produit plusieurs fois, l'enfant, plus confiant, s'endort sans plus songer à sa vessie; l'effet immédiat de cette distraction se fait aussitôt sentir; la vessie n'étant plus tenue en éveil par les pensées de miction, se repose elle-même et se laisse distendre, comme une vessie normale qu'elle est, sans se contracter. A part ce traitement électrique, il est absolument indispensable de faire perdre au jeune malade ses préoccupations mictionnelles. Il est donc de toute nécessité d'éviter absolument les remontrances, les punitions et les corrections qui ne font qu'entretenir cet état. Un traitement moral se joindra donc utilement à l'électrisation urétrale; il consistera à tranquilliser le malade sur son état, à lui assurer sa guérison prochaine, à lui recommander d'oublier le plus possible sa vessie, et de ne pas se préoccuper de ses mictions involontaires.

III

Voici, d'après Estradère, comment doit se pratiquer le massage de la vessie.

Le malade est couché sur le dos, les jambes fléchies

et les talons reposant sur le même plan que les fesses, la tête fortement relevée, le tout afin d'obtenir le relâchement des muscles de la paroi antérieure de l'abdomen. Alors, après une friction passant rapidement de la friction douce à la friction moyenne et quelquefois à la friction rude, faite sur la région hypogastrique en empiétant sur les fosses iliaques et la région ombilicale, le masseur pétrit fortement, malaxe à pleine poignée, et en exerçant des pressions variables, tout ce qu'il peut sentir au-dessous de ses doigts; puis il exerce des percussions assez fortes avec la main à plat ou avec la palette.

Dans certaines circonstances, Récamier introduisait un doigt dans l'anus, si c'était un homme ou une fille vierge, ou bien dans le vagin chez la femme mariée; et, portant la pulpe du doigt sur le col de la vessie et au-dessus s'il lui était possible, il tâchait par des pressions exercées par la main qui se trouve sur l'hypogastre, et avec le doigt de l'autre main placé comme j'ai indiqué, d'imprimer des mouvements et des secousses au col de la vessie ou à l'organe toute entier.

CHAPITRE XV

—

I

L'obésité n'est que le développement exagéré du tissu graisseux dans l'organisme. C'est en somme une véritable infirmité. Bien des obèses voudraient maigrir et ils le désirent presque aussi ardemment que certaines femmes maigres désirent engraisser.

Les médicaments n'ont naturellement que fort peu d'efficacité contre cette affection. Tout dépend du régime et de l'hygiène. Le régime est quelquefois fort difficile à suivre et on ne peut guère forcer à faire des exercices violents des gens qui peuvent à peine marcher.

Le massage peut dans ces cas être appelé à rendre de grands services, surtout s'il est associé à l'hydrothérapie.

II

Dans l'obésité, le massage devra être général et on ne craindra pas de recourir à des manipulations vigoureuses : frictions, pétrissage, foulage, claquements.

Percy et Laurent recommandent vivement l'usage de la palette.

« Il est, disent-ils, des ventres si vastes, si mous, si pâteux qu'on ne peut les regarder sans étonnement, ni les palper sans quelque répugnance. Livrés à leur poids, à leur gravitation, tantôt ils couvrent la région abdominale tout entière et jusqu'à la moitié des cuisses de leur masse mobile et diffluente ; tantôt, entraînés à droite ou à gauche, ils forment un énorme sac qu'il n'est pas facile de relever ; c'est ici que la palette doit être mise en œuvre et agir soir et matin plusieurs minutes de suite ; nul autre moyen ne remédiera aussi bien à l'inertie de tous ces viscères enfouis dans la graisse, et ne pourra efficacement suppléer aux forces et au mouvement dont de pareils ventres sont dépourvus. »

CHAPITRE XVI

LE MASSAGE DANS LA NEURASTHÉNIE

Le Dʳ Douglas Graham de Boston vante le massage dans le traitement de la neurasthénie. Et W. Murrel prétend en avoir retiré d'excellents résultats chez nombre de sujets dont il rapporte les observations.

Quel genre de traitement pourrait-on adopter avec plus de confiance chez ces épuisés du système nerveux?

Nous avons vu en effet que le massage exerçait sur les nerfs périphériques les effets les plus bienfaisants.

Je crois, comme mes savants confrères anglais, que le massage peut donner les plus brillants résultats dans la neurasthénie, surtout s'il est associé à la suralimentation, à l'électrothérapie et à l'hydrothérapie, particulièrement à l'hydrothérapie minérale.

J'en avais tout dernièrement encore un exemple frappant sous les yeux.

Un jeune étudiant en droit à la suite d'excès, excès de travail cérébral, excès de femmes, et quelquefois aussi excès de liqueurs alcooliques, en était arrivé à un état d'irritation nerveuse qui lui rendait la vie insupportable. J'emmenai ce jeune homme à Vichy où je le soumis à la cure thermale. Quotidiennement, après lui avoir fait prendre une douche froide, je lui faisais faire un massage général par un masseur exercé. Je lui faisais également passer des courants continus le long de la colonne vertébrale. Au bout de trois mois, la guérison était complète et le malade, redevenu gai et actif, pouvait reprendre ses occupations antérieures.

CHAPITRE XVII

—

LE MASSAGE DANS L'ANAPHRODISIE ET LA SPERMATORRHÉE

Que ces affections soient le résultat d'une continence exagérée ou d'excès ayant amené l'épuisement, elles n'en sont pas moins justiciables de la massothérapie.

Estradère affirme avoir obtenu des guérisons de spermatorrhée et d'impuissance par le massage. Pour ma part, je ne les compte plus.

D'ailleurs, cela n'est point nouveau. Dans les lupanars, les prostituées expertes flagellent les impuissants et les séniles, ou bien leur massent les fesses avec des omelettes chaudes. Les anciens eux-mêmes avaient recours à la flagellation dans ces circonstances. Voici, à titre de curiosité, une lettre de J.-H. Meibomius sur l'*Utilité de la flagellation dans la médecine et les plaisirs du mariage. Des fonctions des lombes et des reins.*

Voici, écrit-il, mon cher Cassius, le petit traité que je vous ai promis dans une orgie bachique. Vous vous convaincrez, en le lisant, que l'usage de la flagellation n'est pas aussi extraordinaire qu'il le paraît au premier coup d'œil. Voyez que je me souviens très bien de l'en gagement que j'ai pris de vous communiquer mes réflexions sur cet objet. Ce fut lorsque nous nous trouvâmes à table chez notre ami commun Murtinus Gerdessius, conseiller du prince et votre collègue, mais je ne me rappelle pas précisément à quelle occasion je vous dis que les *coups* et la flagellation servaient quelquefois à la guérison de plusieurs maladies, ce qui vous parut un paradoxe. Quoiqu'il en soit, je vais vous démontrer que l'expérience a confirmé la bonté de ce remède, en m'appuyant sur l'autorité des médecins qui l'ont enseigné et pratiqué.

Titus, disciple d'Aclépiade, qui vivait sous le règne d'Auguste, prétend que les maniaques doivent être fouettés pour leur rendre le bon sens.

Cœlius Aurelianus dit que les personnes attaquées de la mélancolie érotique ou qui sont dans le délire, doivent être fouettées quand les autres moyens n'ont rien fait et que chez plusieurs individus cette opération a guéri l'aliénation d'esprit.

Rhazès, d'après un célèbre médecin juif dont il invoque le témoignage, ordonne de lier la personne attaquée de la manie érotique et de la frapper à grands coups de poings ou de verges, si les autres remèdes ont été infructueux et d'administrer ce topique à plusieurs reprises si le bien ne s'opère pas dès la première fois : *une seule hirondelle, dit-il, ne faisant pas le printemps.*

Antoine Gaignier pense comme Rhazès et Valescus de Tarente et s'exprime ainsi : « Si le malade est jeune, « il faut le frapper sur les fesses à grands coups de « verges et si l'érection ne se fait pas, l'enfermer dans « un cul de basse fosse, l'y tenir au pain et à l'eau

« jusqu'à ce qu'il demande pardon de son invergence
« et lui faire observer un régime rigoureux. »

Gérôme Mercurialis nous apprend que plusieurs
médecins ont ordonné la flagellation à des personnes
maigres, pour les faire engraisser et leur donner de
l'embonpoint.

Galien, citant à ce sujet les stratagèmes des marchands d'esclaves, qui se servaient de ce moyen pour les
faire paraître plus brillants de fraîcheur et d'embonpoint, ne laisse aucun doute sur l'efficacité de ce remède.
Il est certain qu'il fait gonfler la chair et attirer à elle
les aliments.

Personne n'ignore que la flagellation avec des orties
vertes a le plus grand succès pour raffermir les membres
et rappeler la chaleur et le sang dans les parties qui en
étaient privées.

Thomas Campanella, que nous avons autrefois connu
à Naples, semble mettre en avant une opinion nouvelle
et inadmissible, en attribuant à la flagellation la vertu
de guérir l'obstruction du bas-ventre. Il raconte que le
prince de Venise, un des meilleurs musiciens de son
siècle, ne pouvait aller à la garde-robe sans avoir été
préalablement fustigé par un valet, gagé pour accomplir
cette fonction. Il est des personnes qui ne peuvent
goûter les plaisirs de l'amour si elles ne sont aiguil-
lonnées par la fustigation. Cette cérémonie étrange les
embrase des feux de la lubricité jusqu'à les faire écumer
et faire dresser vers le ciel cette partie qui constitue la
virilité, de manière que son oscillation suit le nombre
et le son des coups appliqués pour ainsi dire en cadence.

Et voilà précisément ce que vous rejetiez comme une

plaisanterie, et une chose incroyable quand j'en parlai la première fois.

Je vais pourtant mettre en usage, mon cher Cassius, tout ce que je crois capable de vous convaincre, en m'étayant du témoignage des auteurs les plus dignes de foi. Je ne m'étendrai cependant pas beaucoup dans ce moment-ci sur la nécessité d'employer les orties pour frapper les parties génitales.

Menghus Faventinus assure qu'elles ont une propriété merveilleuse pour *allonger*, *tendre*, *grossir* et *ériger* le membre viril qui, par une parcimonie de la nature, ferait craindre la stérilité.

Pétrone vous apprendra combien elles sont utiles pour guérir l'impuissance, et rendre aux amants leurs forces éteintes par de trop fréquentes jouissances, en faisant parler ainsi Ecalupe :

« Cette partie de mon corps par laquelle j'étais autrefois un Achille, était alors entièrement morte, et plus froide que la neige, et semblait s'être retirée au fond de mes entrailles, sillonnée de mille rides. Ma verge ressemblait à du cuir détrempé dans de l'eau, etc. ».

Je ne fais que transcrire l'auteur, qui continue ainsi :

« Enothée, prêtresse de Priape, lui ayant promis de la lui rendre aussi dure que de la corne, mêle du cresson alénois avec de l'avrône, en forme un onguent qu'elle applique sur ses testicules, et armant ses mains d'orties vertes, l'en frappe légèrement au-dessous du nombril sur les reins et les fesses ».

CHAPITRE XVIII

—

LE MASSAGE DANS L'HYPOCONDRIE ET LA MÉLANCOLIE

Le moral réagit puissamment sur le physique. Chez
certains mélancoliques, toutes les fonctions languissent ;
les muscles s'affaiblissent, les sphincters se relâchent,
la sensibilité générale diminue, les sens spéciaux
s'émoussent. L'ouïe, la vue, le goût, l'odorat ne donnent
plus que des réactions très faibles, l'appétit s'éteint
avec ses conséquences : anoréxie, sitophobie, amaigris-
sement, constipation ; la température s'abaisse, les
sécrétions diminuent par suite d'une diminution dans
les dépenses de l'économie.

Les troubles de la circulation ne sont pas moindres :
la contractilité musculaire et la fonction de l'hématose
sont toutes deux compromises. D'où : refroidissement
des extrémités et tendance à la cyanose. Les mains
sont froides, bleuâtres, livides, de même que la figure,
le nez, les oreilles.

En somme, c'est un ralentissement de toutes les fonctions.

Si le moral réagit aussi puissamment sur le physique, pourquoi le physique à son tour ne réagirait-il
pas sur le moral et d'une façon aussi puissante? Si on

ranimait les fonctions du mélancolique, ne pourrait-on pas lui rendre, en même temps que la santé physique, la santé morale? Et quels moyens thérapeutiques employer pour ramener la vie dans ces organes languissants, sinon l'hydrothérapie, l'électricité et surtout le massage? (*Voyez fig. 23*).

Quelques aliénistes y ont pensé et en ont essayé avec succès; mais il est surprenant que cette méthode n'ait pas pris plus d'extension. Elle est certainement appelée à rendre de grands services dans certaines formes de la mélancolie et de la stupeur.

Il en est à peu près de même de l'hypocondrie qui s'accompagne souvent des mêmes désordres physiques que la lypémanie dont elle n'est, d'ailleurs, qu'une forme.

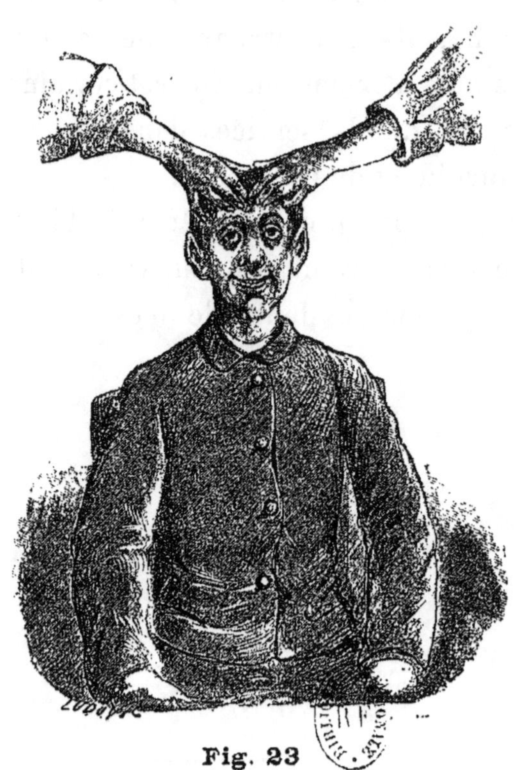

Fig. 23

CHAPITRE XIX

—

I

Nous avons vu, dans la première partie de cet ouvrage que le massage avait une action diurétique certaine. Par conséquent son emploi dans le traitement des intoxications se trouverait ainsi justifié par ce qu'il facilite l'élimination du poison.

Mais ce n'est pas tout.

Murrel recommande l'emploi du massage dans les cas d'empoisonnements chroniques et même aigus par le chloral. On peut avec ce moyen lutter avantageusement contre les troubles circulatoires et maintenir la température du corps.

II

Dans l'empoisonnement chronique par le plomb, dans le saturnisme, le massage, associé à l'électricité, peut rendre les plus grands services. En même temps qu'il favorise l'élimination du toxique, il calme les coliques et lutte avantageusement contre la paralysie musculaire.

Murrel cite le fait d'un saturnin paralysé du poignet qu'il guérit rapidement par ce procédé.

III

« Dans l'empoisonnement chronique par la morphine, dit Murrel, où le malade est habitué à l'emploi fréquent d'injections hypodermiques, je ne connais rien qui satis-fasse aussi efficacement le besoin et qui permette au malade de se passer de son stimulant habituel, que le massage ».

Et il ajoute : « Le massage réussit également bien dans le morphinisme où le médicament est pris pour soulager la douleur, et dans la morphinomanie, où il est employé comme stimulant ou pour procurer une sensation de bien-être ».

Murrel prétend avoir réussi à faire oublier l'alcool à des buveurs et le tabac à des fumeurs au moyen du massage. On se demande si dans ces cas, ce n'est pas plutôt la suggestion qui a agi.

CHAPITRE XX

—

I

Berhneim, dans son rapport au congrès international de l'hypnotisme, tenu à Paris, en 1889, attribue à un effet de suggestion la plupart des résultats thérapeutiques attribués au massage.

Il y a dans cette idée une grande part de vérité, car il n'est pas douteux que le massage n'agisse autant par suggestion que par son action propre. Ce sont deux procédés thérapeutiques qui se renforcent l'un l'autre, car, dans certains cas, la suggestion viendra utilement au secours du massage et, dans d'autres cas, celui-ci viendra renforcer celle-là. La suggestion, en effet, a souvent besoin d'être renforcée par une action physique.

M. Liébault a fait remarquer fort justement que lorsqu'on voulait appeler l'attention d'une somnambule sur un point quelconque de son corps, sur une de ses fonctions, il était utile que l'opérateur appliquât la main à l'endroit où il voulait agir et qu'il l'y maintînt fixée le plus longtemps possible. « En suggérant la négation des caractères de la maladie, dit-il, il est bon de joindre le geste à la voix, de toucher les parties affectées, en même temps que l'on parle » (1). Les anciens magnétiseurs associaient, sans s'en rendre compte, le massage à la suggestion : c'est ainsi qu'ils en étaient arrivés à attribuer une vertu curative aux passes magnétiques, qui ne consistaient le plus souvent qu'en simples attouchements pratiqués à la surface de la peau.

II

Pour le Dr Bévillon, il y a certainement des cas précis où le massage et la gymnastique constituent un artifice destiné à fixer l'effet de la suggestion.

Ainsi, dans la chorée rythmique, il a noté que, dans le traitement de cette affection, pour faire disparaître les mouvements choréiques, il était utile de faire exécuter à l'enfant, pendant l'hypnose, des exercices de gymnastique réguliers.

Il a pu guérir par cet artifice, en une seule séance, une jeune fille de 16 ans, atteinte d'une chorée rythmique très intense.

Un jeune homme de 15 ans, dont les secousses étaient tellement fortes qu'il ne pouvait tracer une ligne sur le papier, immédiatement après son réveil, put écrire d'une façon très lisible.

Il croit que cette pratique peut être généralisée à un certain nombre de maladies et rendre des services réels.

Ainsi, lorsqu'on applique la suggestion au traitement du rhumatisme aigu ou chronique, localisé dans un membre, il sera bon d'imprimer des mouvements à l'articulation en même temps qu'on fera la suggestion, et de pratiquer un léger massage de la région douloureuse. Mêmes indications dans le rhumatisme musculaire, le lumbago, le torticolis, et dans tous les cas où les douleurs rhumatismales siègent dans les muscles.

Dans les affections stomacales, et principalement dans les affections gastralgiques et dyspeptiques, il ne se borne pas toujours à faire de la suggestion. Il a trouvé un grand avantage à malaxer doucement la région épigastrique et la région précordiale où les malades accusaient des sensations douloureuses.

Dans les cas d'anesthésie hystérique, le massage de la peau, associé à la suggestion, peut amener le rétablissement rapide de la sensibilité.

Dans les cas de contracture hystérique, il est bon de malaxer les muscles contracturés en même temps qu'on fait la suggestion.

Dans les cas de névralgies, de céphalgies, le massage des points douloureux, pendant le sommeil hypnotique, est venu aider puissamment à la disparition des névralgies. Les auteurs ont en outre noté un grand nombre de cas de migraines, de céphalalgies, cédant comme par enchantement par l'application prolongée de la main de l'opérateur sur le front.

Il y a là un effet suggestif des plus frappants.

Dans les névralgies utéro-ovariennes, dans les troubles menstruels, le massage de la région abdominale employé simultanément avec la suggestion peut augmenter son effet et le renforcer. Il appelle et fixe l'attention du sujet sur le point malade.

En résumé : ces deux procédés thérapeutiques, le massage et la suggestion, peuvent, dans un grand nombre de cas, s'associer et se compléter.

QUATRIÈME PARTIE

LE MASSAGE EN GYNÉCOLOGIE ET EN OBSTÉTRIQUE

CHAPITRE I

LA MASSO-ÉLECTROTHÉRAPIE DANS LE TRAITEMENT
DES AFFECTIONS UTÉRINES

I

Je ne saurais ici dissocier ces deux méthodes et parler uniquement du massage dans le traitement des affections utérines. L'électricité et le massage doivent presque toujours se prêter un mutuel appui. Aussi, quoique cet ouvrage traite exclusivement jusqu'ici des divers procédés et des diverses applications du massage, je crois pouvoir sans m'écarter de mon sujet, exposer ce qui constitue essentiellement ma méthode de masso-électrothérapie utérine.

II

La première chose à faire, lorsque l'on veut mettre en pratique la science électrothérapique, c'est de rechercher pourquoi et comment guérit l'électricité. Ce n'est que lorsqu'on est fixé à ce sujet, que l'on peut décider quelle méthode conviendra le mieux pour le traitement de telle ou telle maladie déterminée.

Les méthodes, en effet ne manquent pas, elles sont même très nombreuses, mais pour que leur emploi soit couronné de succès, elles doivent réunir certaines qualités indispensables. Elles doivent être : 1° d'une application simple et facile, 2° offrir au médecin et au malade le plus de sécurité possible, eu égard à l'élément employé. Les lois auxquelles il obéit sont encore si peu approfondies, que l'on ne pourrait s'entourer de trop de précautions, et l'on doit agir avec le plus de modération et de ménagement possibles. C'est là un précepte qui doit toujours être présent à l'esprit du médecin qui désire obtenir de véritables succès.

III

Ma méthode repose entièrement sur ces principes, et ce faisant, je ne pense pas m'éloigner des praticiens qui ont donné à la France tant de preuves éclatantes de l'efficacité du traitement par l'électricité. C'est ainsi que dans toutes les Facultés françaises et étrangères, j'ai eu l'occasion de constater par moi-même que, parmi les plus savants électrothérapistes, beaucoup n'acceptent pas la méthode par trop hardie, un instant à la mode, et qui consiste dans l'emploi des courants à hautes intensités. Cette méthode, il faut bien le dire, a été trop vantée et exaltée, avant même que l'on sût si elle était acceptable. Je suis bien convaincu du reste, que mon honorable collègue Apostoli, qui en est l'auteur et l'instigateur, a dû reconnaître lui-même la nécessité d'apporter quelques modifications à sa terrible méthode.

Voici en effet, textuellement ce qu'en disait Danion, à la date du 10 janvier 1888, dans une communication faite à l'Académie, à la suite de ses longs travaux d'expérimentation :

« 1° Des expériences nombreuses et variées faites sur les animaux démontrent que les hautes intensités galvano-caustiques déterminent des congestions souvent violentes, fréquemment suivies d'inflammation des organes intéressés ;

« 2° Les résultats cliniques obtenus dans le traitement des affections utérines confirment d'une manière très nette ces effets d'électro-chimie caustique expérimentale. Les hautes intensités peuvent dans ce cas, déterminer des phénomènes inflammatoires graves, dont il est impossible de prévoir l'issue ;

« 3° Il n'existe aucune donnée physiologique. aucun résultat empirique, en un mot rien, absolument rien, pouvant plaider en faveur d'une substitution des hautes intensités aux basses et moyennes intensités, lesquelles sont complètement inoffensives, d'où il suit que la méthode des hautes intensités est non seulement dangereuse, mais encore absolument inutile ;

« 4° Les hautes intensités voltaïques paraissent inoffensives, cependant de nouvelles expériences sont nécessaires pour confirmer cette conclusion. »

IV

Tout ceci prouve surabondamment que la *prudence est au moins nécessaire, même dans l'emploi des intensi-*

tés non caustiques et cela nous explique pourquoi la méthode Apostoli n'a pas trouvé, en France, de nombreux adhérents. C'est surtout en Amérique qu'elle a des adeptes, et encore dans ce pays éloigné — comme en Angleterre du reste — si elle a pu réunir quelques partisans elle a rencontré aussi de puissants adversaires.

Mais avant de discuter la méthode d'Apostoli, je dois, en quelques mots faire connaître la mienne. Elle consiste uniquement dans l'emploi de courants induits ou continus associés ou non au massage suivant les indications, et ces indications sont basées naturellement sur le diagnostic qu'il importe d'établir après un examen minutieux de la malade.

Inutile de dire encore que je m'entoure dans mes manœuvres opératoires de toutes les précautions nécessaires pour observer la plus parfaite antisepsie possible : injection chaude à la créoline ou au sublimé avant et après chacune des applications d'un électrode intra-utérin.

La créoline dont je me sers très souvent pour assurer mon antisepsie est un agent encore fort peu apprécié, mais dont l'usage, j'en ai la ferme conviction, ne tardera pas à se généraliser. Je fais de même une injection de ce liquide avant et après chaque examen gynécologique.

Mais ce que je ne cesserai de répéter, c'est que dans la majorité des cas, pour ne pas dire toujours, on obtiendra d'aussi bons résultats des courants modérés que des courants très forts et que l'on évitera ainsi des accidents déplorables.

V

La longueur du traitement des maladies que je traite par l'électricité diffère, naturellement, suivant la nature des lésions à réparer et l'ancienneté de la maladie.

Peut-être ma méthode, timide en apparence, augmente-t-elle légèrement la durée du traitement, mais cela n'arrive qu'exceptionnellement; en revanche, je n'ai jamais eu à déplorer le plus petit accident, et grâce à elle, je suis heureux de pouvoir le constater, je n'ai pas eu un seul décès qui puisse être attribué à mon traitement. C'est pourquoi je voudrais, s'il était en mon pouvoir, arriver à convaincre tous ceux qui font ou feront de l'électrothérapie :

1° Qu'il est toujours *au moins inutile* de dépasser 60 milliampères;

2° Qu'il est en général, plus sage et plus efficace de n'utiliser que 25 ou 30 milliampères;

5° Qu'il doit être établi comme régle absolue de faire une injection antiseptique sérieuse avant et après chaque séance.

Je puis affirmer que celui qui suivra cette méthode sera entièrement à l'abri de tout danger et qu'il obtiendra le maximum des succès. C'est peu de chose à faire, mais encore faut-il le faire.

VI

Maintenant, il est vrai que j'emploie assez souvent le massage pour favoriser l'action de l'électricité et pour rompre certaines adhérences. Ce massage m'a été certainement d'un bien grand secours, et c'est pour ce motif que je dois engager à suivre mon exemple. Voici les cas dans lesquels j'ai obtenu les plus beaux résultats, grâce à l'heureuse association du massage et de l'électricité ; dans l'anté-version et la rétro-version, dans les paramétrites, dans les fibrômes, etc. Plus loin j'indiquerai la manière d'opérer la plus favorable et la moins pénible pour la malade, lorsqu'on veut pratiquer la méthode combinée.

VII

C'est Norström qui, le premier, employa le massage en gynécologie, mais je crois pouvoir m'attribuer la priorité de la méthode *électro et masso-thérapique*. Avant moi, Weir-Mitchell, a bien employé et vulgarisé un traitement par le massage auquel il a combiné le traitement par l'électricité, seulement c'était dans le but de renouveler la vitalité chez des sujets profondément affaiblis. Il massait et électrisait ses malades, simplement pour leur permettre de supporter une alimentation excessive.

En Angleterre, le docteur Playfair a expérimenté la méthode de Weir-Mitchell et a été ravi des excellents effets qu'il en a retirés, dans des cas de faiblesse profonde et d'anémie, en particulier chez les femmes nerveuses.

VIII

Si ma méthode est exempte de danger et compte de de nombreux succès (que je serais heureux très prochaiment de mettre au grand jour au moyen d'une statistique importante), celle des autres intensités est loin d'être sans danger. Voici d'ailleurs, en résumé ce que l'on en dit, tant en France qu'à l'étranger.

D'abord, parmi nos savants confrères, M. Kirmisson, chirurgien des hôpitaux et agrégé distingué de la Faculté, s'exprime à peu près dans ces termes dans un article intéressant, publié dans le *Bulletin Médical* du 26 août 1888 :

Le Dr Apostoli ne se contente pas d'appliquer l'électricité seulement à la face interne de l'utérus. En un mot, il fait de la galvano-puncture. Il emploie des courants très énergiques et ne craint pas d'aller jusqu'à 150, 200 et même 250 milliampères. C'est vraiment trop excessif pour être sans danger ».

En Amérique et en Angleterre, il eut au début de nombreux partisans.

Le Dr Taylor obtint des résultats favorables, ce qui ne l'empêcha pas d'émettre l'opinion qu'il ne fallait pas encore porter un jugement définitif, car souvent le couteau pouvait réussir plus rapidement et aussi avantageusement que cette galvano-puncture.

IX

Si cette méthode eut dans ces pays étrangers de nombreux adhérents, elle eut aussi en revanche, de fameux adversaires, tels que Lawson-Tait, par exemple, qui déclara que la méthode Apostoli était pleine de gros dangers. Il va même un peu plus loin en disant que notre confrère aurait eu jusqu'à 6 décès dans le même mois. C'est peut-être un peu exagéré.

Le Dr Knowley Thornton pense comme Lawson-Tait qu'il est bon d'attendre le plus possible, avant d'intervenir par une méthode si hardie. Il serait heureux, dit-il, que ceux qui préconisent cette méthode nous fassent voir un de leurs malades un an après !... (Cela serait difficile à obtenir, d'après cet auteur).

Un autre adversaire, le Dr Granville Bantock déclara que les cas d'Apostoli ne pouvaient le convaincre. Le Dr Galabin convaincu que dans ce cas, l'électricité agit comme un cautère et rien de plus, n'accorde rien d'extraordinaire à la méthode Apostoli.

Tous d'ailleurs, ceux même qui défendent cette méthode, s'accordent à dire que le jour n'est pas encore fait sur la question et que, pour essayer de convaincre médecins et chirurgiens on devra fournir une sérieuse statistique, faisant connaître le nombre de malades soignés, le genre d'affections, le nombre de terminaisons funestes et de guérisons.

X

J'ai parlé plus haut de l'opinion de Léon Danion à cet égard et j'ai cité textuellement les conclusions de son mémoire à l'Académie contre la méthode des hautes intensités.

Dans ces conditions, je crois avoir le droit de déclarer que *ma méthode n'est pas très hardie*, mais *elle est des plus certaines*, j'en ai la ferme conviction, car il est évident que la réussite résulte non pas de l'emploi d'une quantité considérable d'électricité, mais dans l'application raisonnée des courants et du nombre de milliampères déterminé par ce raisonnement et jugé suffisant pour obtenir l'effet désiré.

—

CHAPITRE II

HISTORIQUE DU MASSAGE EN GYNÉCOLOGIE

I

J'ai déjà tracé en quelques pages, dans la première partie de cet ouvrage, l'histoire du massage.

Mais l'histoire du massage utérin mérite à mon sens une place à part. D'ailleurs je serai bref, me contentant de reproduire ici les quelques lignes suivantes empruntées au remarquable travail du Dr A. Marque sur *Le massage de l'utérus*, publié dans la *Revue d'hygiène thérapeutique* d'août 1890.

C'est à un militaire, au major suédois Thure Brandt que le massage utérin doit le jour. Des femmes abandonnées par les plus hautes autorités médicales recouraient à lui en désespoir de cause, et le brave guérissait radicalement là où nos confrères suédois n'éprouvaient que des échecs.

Voilà la légende, c'est celle de tous les marchands d'orviétan, empiriques, rebouteurs, c'est celle du fameux zouave Jacob, un collègue du major Thure Brandt.

Surpris par les résultats extraordinaires obtenus, les

médecins suédois se décidèrent à étudier la méthode du soldat guérisseur, et bientôt des adeptes nombreux allèrent comme le docteur Nostrœm porter la bonne méthode à l'étranger. La voix de la renommée lui fut clémente, car elle fut essayée un peu partout, par le professeur Nissen à l'Université de Copenhague, par Asp à Helsingfors, Salhim à Stockholm, Otto à Saint-Pétersbourg, enfin, par un médecin dont le nom nous est plus familier, par le professeur Vulliet de Genève.

Il s'agissait de conquérir la France. Le Dr Norstrœm tenta la chose ; mais, en bon routinier, notre corps médical resta sourd à tous les essais et à tous les écrits. La méthode du massage utérin, malgré tout le bruit fait autour d'elle, reste encore pour la plupart d'entre nous comme une curiosité médicale, inconnue pour beaucoup, réprouvée par la plupart de ceux qui l'ont étudiée.

CHAPITRE III

—

DES SOINS A PRENDRE AVANT ET APRÈS LES SÉANCES
D'ÉLECTRICITÉ ET DE MASSAGE

I

Avant de commencer une séance d'électrisation, il faut s'assurer d'abord du bon fonctionnement de la machine qui fournit l'électricité et se préparer à faire la plus sérieuse antisepsie. Les électrodes seront trempés dans une solution de créoline ou d'acide borique.

L'électrode cutané sera plongé dans une solution de créoline, s'il consiste en une plaque métallique, et dans une solution d'acide borique ou de sublimé si l'on se sert d'une plaque de gélosine. Pour mon compte, je préfère de beaucoup, à la terre glaise, dont se sert le Dr Apostoli, cette plaque de gélosine qui remplit le même but et possède, en outre, l'avantage d'être propre.

L'électrode intra-utérin, après lavage antiseptique, sera enduit de vaseline créolinée, et je ne commencerai l'opération qu'après la purification de mes mains dans la solution antiseptique, et l'administration d'une injection vaginale chaude, à base de créoline.

J'introduis alors l'électrode intra-utérin, sans l'aide du

spéculum, en dirigeant cet électrode sur un doigt vaginal, et ayant soin de n'avancer que très prudemment et sans forcer, jusqu'à ce que l'orifice du col vienne de lui-même s'offrir à la pénétration de l'instrument présenté.

Il est bien entendu qu'il est préférable de se servir du spéculum pour introduire l'électrode, si l'on n'a pas l'habitude de rechercher l'orifice avec les doigts, car on risquerait fort, dans ce cas, de produire des cautérisations du vagin, ou du col utérin, ce qu'il faut, à tout prix, éviter et ce que l'on n'évite pas toujours. Chaque jour, il m'arrive de voir à ma clinique des femmes qu'on a électrisées précédemment, et qui portent, sur le col, une ou plusieurs brûlures.

M'assurant alors de la bonne fixation des rhéophores, je maintiens d'une main l'électrode intra-utérin et, de l'autre, je tourne graduellement la manette de la machine, les yeux fixés sur le galvanomètre, et m'arrêtant de 5 en 5 milliampères, suivant la sensibilité du sujet et le genre d'affection à traiter, je vais jusqu'à 25, 30 et 48 milliampères, n'atteignant jamais plus de 60, autant que possible, croyant inutile et même nuisible d'aller au-delà.

En général, les séances ne doivent pas durer plus de 10 minutes.

Comme on le voit, l'application de l'électricité ne se fait pas les yeux fermés ; il faut raisonner beaucoup sur ce traitement avant de se décider à l'application de tel ou tel courant qui devra traverser les organes dans un sens ou dans l'autre, mais non indifféremment si l'on veut obtenir le maximum de succès. Il en est de même

du massage qu'il convient parfois de ne pas associer à
l'électricité dans d'autres circonstances, son auxiliaire
naturel et nécessaire.

II

Dans le chapitre suivant, j'indiquerai comment on
doit pratiquer le massage utérin.

Je veux donner ici simplement quelques indications
générales et faire connaître les précautions dont on doit
s'entourer.

En général, c'est au pétrissage que l'on a recours,
en gynécologie, et le manuel opératoire est des plus
simples. La femme est mise en position obstétricale
ordinaire, sur un fauteuil ou en travers d'un lit spécial.
C'est, à mon sens, la position la moins fatigante et la
moins douloureuse. Alors je me dispose au massage
après avoir plongé mes mains dans une solution de
créoline ou de sublimé, sans oublier de faire à la malade, avant tout autre pratique, une injection chaude
d'une solution antiseptique.

Après cela, j'introduis deux doigts de la main gauche
dans le vagin ou un doigt dans le rectum et, avec la
main droite enduite de vaséline boriquée, je pétris,
pendant un temps plus ou moins long, la région déterminée par mon examen clinique, dans le but de *rompre
les adhérences*, de favoriser *les échanges de nutrition* et
de combattre les engorgements, etc. Il faut s'arrêter
aussitôt que la malade éprouve des douleurs, les
premières séances doivent être courtes, on les prolonge
peu à peu jusqu'à une demi-heure.

Certaines femmes hystériques ne peuvent supporter le massage ; dans ce cas, je n'hésite pas à leur proposer le chloroforme, et l'opération réussit admirablement sous l'anesthésique. Elle est des plus faciles à pratiquer.

Après chaque séance, je fais reposer la malade pendant trois quarts d'heure environ.

III

De même que l'électricité, le massage ne doit pas être employé dans toutes les maladies où il semble indiqué d'après ses actions physiologiques. C'est au tact du médecin qu'il est à décider si l'emploi de ce traitement est réclamé par la maladie, par l'âge et l'évolution de cette maladie.

CHAPITRE IV

—

1

Il faut, comme je l'ai dit, commencer par établir le diagnostic d'une façon précise. Car on ne doit pas pratiquer le massage dans l'endométrite aiguë ni sur des

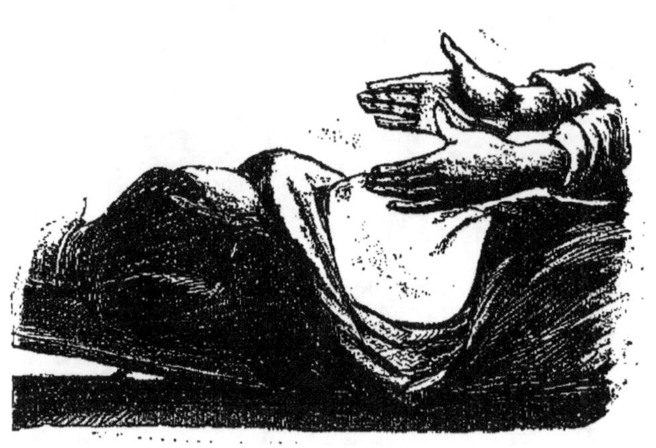

Fig. 24

exsudats présentant encore des symptômes aigus. On ne doit s'en servir que contre des lésions provenant de processus anciens.

II

Le massage est dit externe quand les deux mains agissant sur les parois abdominales; mixte, si une main agit à l'extérieur, l'autre dans le vagin. (*Voyez fig. 24, 25, 26 et 27*).

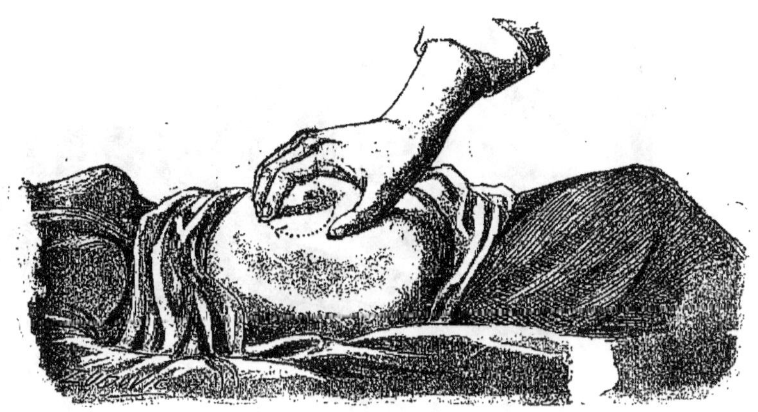

Fig. 25

La muqueuse rectale est trop sensible pour utiliser cette voie qui ne pourra servir que pour une brève exploration.

III

Pour pratiquer le massage abdominal externe, il faut avoir les ongles taillés, les mains propres et graissées, éviter de provoquer le chatouillement.

Si l'abdomen n'est pas suffisamment souple, on doit

employer un massage superficiel qui permettra ensuite d'employer un massage profond.

Il faut reconnaître avec beaucoup de soin les obstacles qui peuvent se rencontrer.

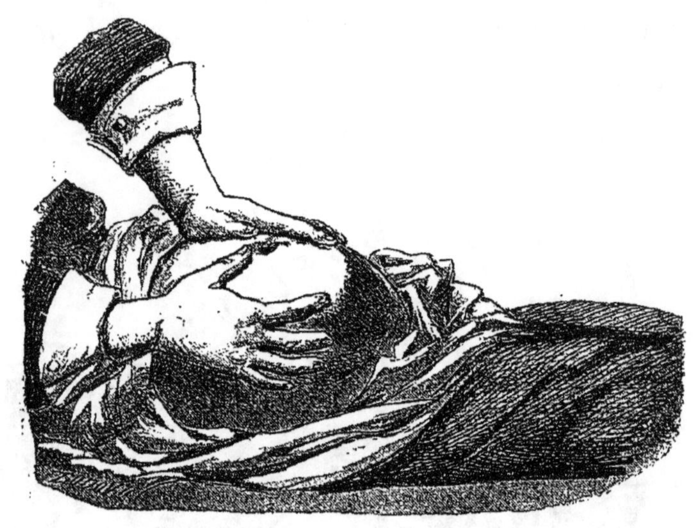

Fig. 26

Le massage externe n'est en somme qu'un massage préparatoire.

IV

Le massage mixte est le plus en usage. (*Voyez fig. 28 et 29*) avant de le pratiquer, on doit dilater le vagin par un tamponnement progressif.

Le massage mixte se subdivise en :

1° Massage de la partie antérieure ;

2° Massage des parties latérales ;

3° Massage des parties postérieures du bassin.

V

Pour pratiquer le massage des parties antérieures, il faut mettre une main à l'extérieur, le talon appuyé sur le mont de Vénus, les doigts vers l'ombilic. Introduire l'index et le médius de l'autre main dans le vagin; placer les doigts engagés le dos contre le périnée, la face palmaire contre la paroi vésico-vaginale, ce qui

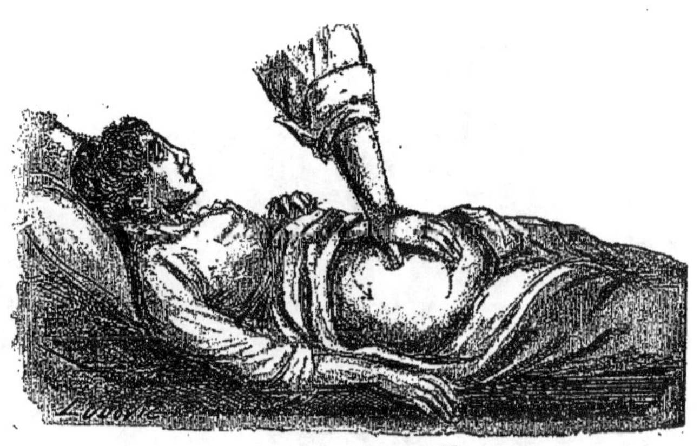

Fig. 27

met la commissure antérieure hors de portée des mouvements. Les frictions, pressions, malaxations seront lentes et soutenues. Les deux mains doivent se sentir à travers les parois.

L'antéversion étant la position qui se prête le mieux au massage de l'utérus, quelle que soit la déviation il faut s'efforcer de la ramener à cette position.

Si l'utérus est en antéflexion ou antéversion patho-

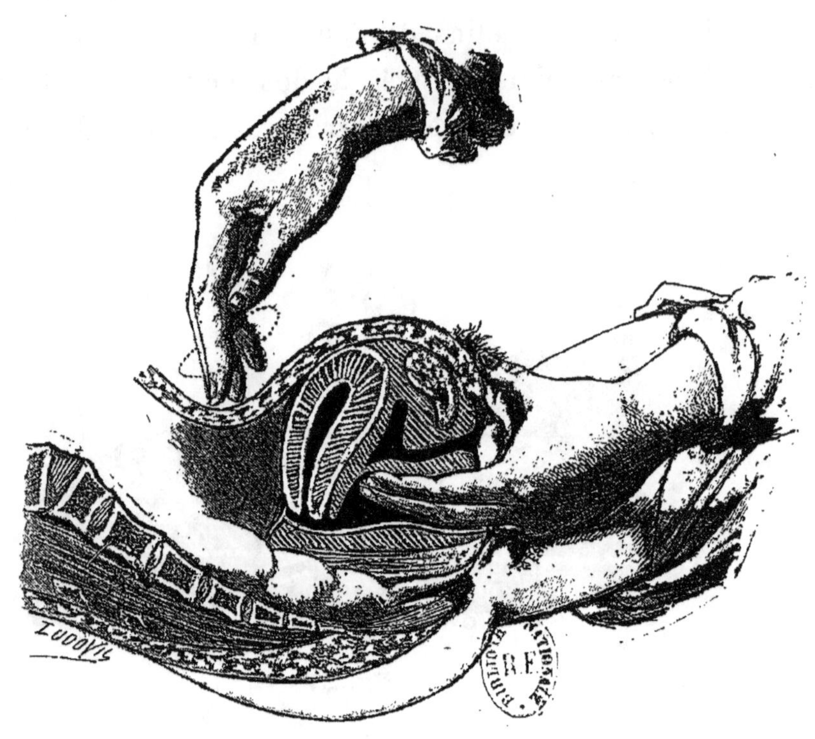

Fig. 28

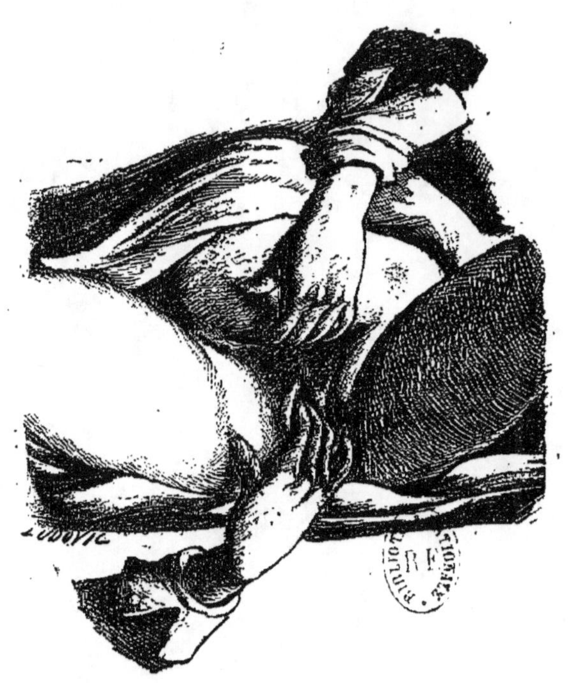

Fig. 29

logique, il faut, avec le massage, employer la gymnastique passive. On peut arriver ainsi à rendre à l'utérus
sa direction normale et faire disparaître une ployure
excessive. Mais l'antéflexion, causée par des altérations
du tissu de la paroi, est ordinairement incurable. L'antéflexion due à des brides péritonitiques, est d'un pronostic plus favorable. Il faudra, dans ce cas, malaxer
les régions où siègent ces brides pour les faire résorber,
et, par des mouvements, dégager l'utérus de ses liens.
Dans l'antéversion, le masseur procède comme dans
l'antéflexion.

VI

Passons maintenant au massage des parties latérales
du bassin.

Pour masser la partie gauche, on doit placer la main
gauche dans le vagin, la droite sur le ventre. Pour
masser la partie droite, faire l'inverse. Si les parties à
masser sont situées très haut dans le ligament large, il
ne faut pas accentuer trop l'inclinaison antérieure de
l'utérus.

Quand les parties à masser sont mobiles, on peut les
ramener plus ou moins dans la ligne médiane.

Les inflammations se propageant par les trompes et
pénétrant dans le péritoine, provoquent, outre la salpingite, une péritonite locale susceptible d'atteindre
l'ovaire et le revêtement séreux des parties voisines ;
cette pelvi-péritonite est la cause la plus ordinaire des
affections chroniques que l'on rencontre dans les
annexes.

Si les trompes sont impliquées] dans la partie à masser, terminer le massage par une douche intra-utérine tiède à 1/2500 de sublimé.

Le massage associé à une hydrothérapie intra-utérine tiède et antiseptique permet d'obtenir, dans certaines affections d'origine inflammatoire et virulente des annexes, des résultats équivalents à ceux que donnent les opérations modernes.

VII

Pour pratiquer le massage de la partie postérieure, il faut déprimer avec la main extérieure la paroi abdominale jusqu'au sacrum, et les doigts qui sont dans le vagin doivent être dans l'extension forcée. Le massage des parties non mobiles est très difficile. Sous l'influence d'un massage bien pratiqué, les empâtements, les indurations du tissu cellulaire se résorbent, s'assouplissent graduellement et la tolérance augmente.

Pour corriger les rétrodéviations : si l'utérus est mobile, il faut réitérer chaque fois sa réduction, et, agissant bi-manuellement, l'incliner plusieurs fois et fortement sur la vessie; masser les plis de Douglas et les tissus avoisinants.

Si l'utérus est fixe, on doit le dégager d'abord par un massage mixte, dilater l'utérus si c'est nécessaire, et avoir recours à la gymnastique passive.

Pour masser les régions postérieures latérales, dans la direction des symphyses sacro-iliaques, placer la main extérieure sur le flanc et comprimer les parois à

la rencontre de l'autre main, refoulant latéralement et
en haut le cul-de-sac postérieur.

Telle est la méthode que préconise le professeur
Vulliet.

C'est celle que j'emploie journellement, à part quelques
modifications que j'indiquerai chemin faisant.

VIII

La méthode de Thure Brandt est beaucoup plus compliquée et d'une exécution bien difficile, pour ne pas
dire impossible ; mais, comme elle est suivie par plusieurs gynécologues allemands, je dois, en quelques
lignes, en donner connaissance.

Cette méthode n'est pas le simple massage, elle est
compliquée de mobilisation de l'utérus, de gymnastique,
de tractions, de compressions nerveuses, de mouvements des membres inférieurs et de percussions sur les
régions dorsales lombaires et sacrées. Thure Brandt
emploie la mobilisation de l'utérus dans les cas de prolapsus, de rétroflexion et de rétroversion, et dans
certains cas de métrite chronique avec déviation.

Voici comment il opère : il se place entre les jambes
de la femme, étendue sur un lit spécial, plonge ses
doigts allongés, face palmaire en avant, dans le petit
bassin, entre le pubis et le corps de l'utérus. Saisissant
ainsi la face antérieure de l'utérus, il le repousse en
haut et répète ainsi cette tentative trois ou quatre fois
dans la même séance. Dans les cas de prolapsus, cette
manœuvre externe ne suffit pas, il la confie à un aide
et, avec son index dans le vagin, il veille à ce que les

manœuvres externes ne déterminent pas une rétroversion, etc.

Après toutes ces manœuvres internes et externes, tendant à relever ou à redresser l'utérus, il pratique le massage de l'utérus, des ligaments larges et des culs-de-sac ; enfin, il exerce des pressions sur les nerfs honteux, fait exécuter à la malade des mouvements des cuisses et lui percute les régions dorsales lombaires et sacrées.

Les mouvements des cuisses sont exécutés de la manière suivante : la femme repose sur un lit assez dur, on lui fait soulever le siège, de manière à ne reposer que par les épaules et les pieds. On lui fait rapprocher fortement les genoux et on l'engage à faire des efforts pour résister à l'opération qui cherche à les écarter.

Ce procédé a pour but d'augmenter la force de musculature du bassinet, de stimuler la circulation pelvienne.

Une autre manœuvre consiste à maintenir rapprochés les genoux de la malade pendant que celle-ci fait des efforts pour les écarter. Par ce moyen, Brandt prétend arrêter de sérieuses hémorragies utérines.

Pour hâter la résorption des exsudats, il fait mettre la malade à quatre pattes et percute la région sacrée.

Cette méthode, dont je donne seulement un aperçu, est beaucoup trop complexe, et d'ailleurs, j'obtiens des résultats semblables par mon procédé qui est beaucoup moins compliqué.

CHAPITRE V

I

On sait qu'à l'état normal, le col de l'utérus est tourné vers le sacrum et que le fond regarde la symphyse ; mais cette situation est influencée par la pression abdominale. Le degré de réplétion de la vessie et du gros intestin exerce également une grande influence sur la position de la matrice. C'est ainsi que la trop grande réplétion du rectum peut refouler le col en avant. Tous ces changements sont physiologiques, mais ils deviennent pathologiques quand on a constaté qu'une position anormale devient permanente ou bien que l'utérus prend une forme vicieuse. Je n'ai pas l'intention de faire un chapitre de pathologie, seulement je passerai rapidement en revue chacune des maladies sur lesquelles j'ai expérimenté avec succès le massage et l'électricité isolés ou combinés.

II

Antéversion

Cette maladie ne survient que lorsque l'organe est devenu dur à la suite de phénomènes inflammatoires. Le corps de l'utérus occupe à peu près la même région qu'à l'état normal, seulemeut il pèse un peu plus fortement sur la vessie qu'à l'ordinaire et le museau de tanche regarde en arrière, vers le sacrum. La matrice n'étant plus retenue par ses ligaments relâchés, la femme éprouve la sensation de corps qui ballotte dans le bas-ventre et, en outre, quand l'utérus est fixé sur la vessie par des adhérences, il provoque des envies fréquentes d'uriner.

J'électrise tous les jours ou tous les deux jours avec des courants continus de 25 à 30 milliampères, et trois fois par semaine, je pratique le massage.

III

Rétroversion

L'utérus se maintient en rétroversion permanente lorsqu'il se trouve fixé par des adhérences aux organes voisins. Le corps de l'utérus s'incline fortement en arrière, tandis que le museau de tanche regarde en avant, un peu en haut. Dans ce cas, on voit apparaître tous les symptômes provoqués habituellement par des adhérences périmétriques.

Comme dans le cas précédent, j'emploie le massage et l'électricité. Par le massage, j'arrive à détruire les adhérences. Après une durée de traitement relativement très court, le succès est généralement assuré.

IV

Antéflexion

C'est l'exagération du type physiologique. Il y a des antéflexions congénitales, et il y en a d'acquises. Les dernières sont dues à l'amincissement, et par suite à la faiblesse anormale de l'isthme qui réunit le corps et le col. Ces antéflexions ne deviennent définitives que lorsque l'utérus a contracté des adhérences vicieuses de nature inflammatoire. Ce vice de forme se complique toujours d'un état anormal atrophique ou inflammatoire de l'utérus.

Mais, que l'antéflexion soit congénitale ou acquise, elle entraîne des désordres graves. Il y a des dysménorrhée, stérilité même, par la stériose de l'orifice interne, coliques utérines douloureuses et prolongées au moment des époques, inflammation chronique de l'utérus. Par son augmentation de volume, provoquée par le travail nflammatoire dû à l'antéflexion, l'utérus presse sur la

vessie et en diminue considérablement la cavité, provo-
quant ainsi des envies fréquentes d'uriner. Il en résulte
souvent que la moitié de la vie de ces pauvres femmes
se passe dans la souffrance.

Je conseille dans ce cas encore, des séances alterna-
tives de massage et d'électricité par les courants continus, ayant ainsi obtenu des améliorations sérieuses et
bon nombre de guérisons radicales.

V

Rétroflexion

On la rencontre surtout chez les femmes qui ont
enfanté à cause de l'état de relâchement des tissus péri-
utérins et du gonflement du corps de l'utérus.

Les douleurs sacrées, la pesanteur dans le petit bassin,
l'exagération de l'hémorragie menstruelle due à la stase
sanguine et à la végétation de la muqueuse, enfin la
constipation, tels sont les symptômes ordinaires de
cette affection.

Le diagnostic est facile, le col étant refoulé vers la
symphyse pubienne, le museau de tanche se trouve
moins éloigné de l'entrée du vagin. On sent le corps de
l'utérus dans le cul-de-sac postérieur.

Deux cas se présentent dans cette maladie : ou la
réduction est facile, et alors il faut la faire, ou des
adhérences s'y opposent et alors il faut faire disparaître
ces dernières.

Mon traitement consiste d'abord à prohiber l'usage du pessaire, que je trouve en général inutile, et à rejeter les opérations chirurgicales d'Alexander, qui n'aboutissent jamais à un résultat sérieux.

Par le massage, on parviendra à détruire les adhérence et l'on favorisera la résorption des exsudats inflammatoires, évitant ainsi les moyens très dangereux employés trop souvent qui consistent à rompre de vive forces toutes les adhérences. En dehors du massage et de l'électricité, la grossesse seule pourrait quelquefois amener la guérison.

CHAPITRE VI

—

I

Sténose du col

Elle est congénitale ou acquise. Les causes qui déterminent la sténose du col sont nombreuses, ce sont: les violences de diverse nature exercées sur le col, les cautérisations, les lésions traumatiques de l'accouchement, etc.

Parfois l'orifice externe est fermé par une sorte de soupape formée aux dépens de la lèvre antérieure qui vient recouvrir le méat.

La sténose du col présente deux symptômes principaux, ce sont: la dysménorrhée et la stérilité. Au moment des règles, les douleurs sont souvent extrêmes, et l'irritation, si souvent répétée, que produit la stase sanguine chaque mois, fait que l'on constate très vite chez ces malades les signes de l'endométrite et de la métrite.

On peut affirmer qu'il y a sténose de l'orifice externe lorsque le bout olivaire d'une sonde utérine ordinaire ne peut être introduit.

L'emploi de l'électricité constitue le traitement par excellence de cette affection, mais on fera d'abord la dilatation du col, après quoi l'on introduira l'excitateur à un centimètre dans le col, et l'on fera une séance quotidienne d'électricité de quatre à cinq minutes avec 30 milliampères, sans dépasser ce chiffre, autant que possible.

II

Hypertrophie générale

L'augmentation uniforme de tous les éléments histologiques n'existe qu'à l'état physiologique. C'est la grosesse. L'hypertrophie isolée du tissu conjonctif qui entre dans sa composition s'observe bien plus fréquemment, il est consécutif à des processus inflammatoires aigus ou subaigus, par exemple lorsque l'involution puerpérale a subi un obstacle dans sa marche.

L'hypertrophie conjonctive simple accompagne souvent les tumeurs de l'utérus. On ne peut mettre au même rang l'hypertrophie produite par les changements de position car, à cause du processus inflammatoire qui l'accompagne, on est forcé de la rapprocher de la métrite chronique.

Dans les cas d'augmentation de volume uniforme, sans traces d'inflammation, on retirera de grands avantages des soustractions sanguines; mais quand cette hypertrophie est occasionnée par d'autres maladies, il faut faire le traitement de ces maladies, et, souvent encore électriser et masser avec persévérance.

III

Hypertrophie du col

Je veux parler de l'hypertrophie sous-vaginale du col. Elle se rencontre souvent chez les nullipares, l'accouchement n'y est donc pour rien. Il est probable que les excitations masturbatrices, faite par des procédés spéciaux, jouent un rôle considérable dans cette sorte d'hypertrophie. Tous les tissus qui entrent dans la structure de la portion sous-vaginale du col sont hypertrophiés. Les désordres que l'on observe sont analogues à ceux du prolapsus. Dès que la tumeur a dépassé l'entrée du vagin, il n'y a plus de tendance à la régression et il ne reste plus de traitement autre que celui de l'amputation du col. Les autres hypertrophies du col seront décrites avec le prolapsus utérin.

CHAPITRE VII

—

I

Métrite aigüe

En dehors de la métrite aigüe spontanée, qui est rare, mais qui existe certainement, il y a des métrites déterminées par un bon nombre de causes.

1º Celles qui se déclarent pendant la menstruation : les règles s'arrêtent subitement, l'utérus volumineux est très sensible au toucher et au palper, les malades ont des envies fréquentes d'uriner, etc. ;

2º Celles qui sont dues à l'obstacle que rencontre le sang des menstrues, quand il y a sténose, flexions ou tumeurs de l'utérus ;

3º Celles que provoquent la blennorrhagie, les injections vaginales trop chaudes ou trop froides, les cautérisations du col, etc.

Souvent la muqueuse participe à l'inflammation du parenchyme, il y a donc généralemenl de l'endo et de la périmétrite, car les lésions peuvent aussi s'étendre au péritoine.

Le pronostic est grave puisque la mort peut survenir soit par la formation d'abcès, soit par l'inflammation péritonéale.

Le traitement consistera dans des scarifications du col de l'utérus et dans l'application de sangsues sur le ventre. On relèvera le bassin de la malade, dans son lit, et cette position calmera les douleurs violentes. Enfin, quand la fièvre aura disparu, on pourra électriser utilement, à l'aide de courants continus, et masser.

Le massage peut même, dans certains cas, donner les meilleurs résultats.

Le docteur E. Leblond rapporte l'observation d'une de ses clientes, devenue enceinte à l'âge de seize ans, et qui, pendant tout le temps de sa grossesse, avait eu des vomissements, de violentes douleurs dans l'abdomen et divers troubles névropathiques. Elle avait même suivi un régime lacté à cause de son albuminerie. L'accouchement fut normal, mais sept jours après, Mme L. allait en omnibus et répétait ses promenades les jours suivants. Une métrite se déclara et aucun traitement régulier ne fut suivi pendant près de quatre années. Enfin, au milieu d'une période menstruelle, des accidents aigus éclatèrent, et le Dr Leblond put constater les phénomènes suivants : utérus antéfléchi et immobilisé, col regardant directement en arrière et sommet du corps appliqué contre le pubis; culs-de-sac empâtés; trompes et ovaires augmentés de volume et très douloureux à la pression.

Notre distingué confrère amena d'abord la sédation des phénomènes inflammatoires au moyen des procédés usités en pareil cas; puis, au bout de deux semaines, pratiqua le massage utérin. Après cinq séances de massage, dont chacune avait duré une dizaine de minutes, les douleurs avaient entièrement disparu et les trompes étaient presque revenues à leur volume ordinaire; l'utérus, de plus en plus mobile, pouvait être ramené dans sa position normale : enfin, après trois semaines, il n'y avait plus d'empâtement, et l'appareil utéro-ovarien pouvait être trituré et malaxé sans provoquer la moindre sensation douloureuse : l'écoulement jaunâtre de l'utérus avait disparu, et Mme L. qui jusqu'alors n'avait pu marcher, pouvait enfin vivre comme tout le monde, et avoir ses règles sans souffrir.

II

Métrite chronique

On est obligé de décrire sous la rubrique de métrite chronique, un grand nombre d'affections de l'utérus qui, quoique procédant de causes différentes, ne possédent pas moins les mêmes symptômes et doivent, par conséquent, être traitées de la même façon.

La métrite chronique reconnaît pour cause :

1° Un arrêt de la métamorphose de l'utérus après l'accouchement.

2° Toutes les congestions actives ou stases veineuses qui surviennent trop souvent et persistent.

3° Les fausses couches; cela s'explique très bien parce que les femmes prennent de moins grandes précautions qu'après un accouchement et, de plus, elles redeviennent très promptement enceintes, n'ayant pas laissé le temps à leur utérus de revenir à la normale.

4° Il en est de même des femmes qui n'allaitent pas elles-mêmes leur enfant, parce que, dans ce cas, l'involution utérine est plus lente.

5° Il faut citer encore le coït interrompu, les rapports sexuels trop fréquents ou trop excitants; enfin, mais plus rarement, les maladies du cœur, des poumons et du foie qui, en ralentissant la circulation de la veine cave, produisent une stase veineuse générale dont se ressent naturellement l'utérus.

C'est à la suite de toutes ces causes que la métrite chronique se déclare lentement. La femme souffre de douleurs dans les reins, de plénitude dans le bassin, de constipation, de besoin fréquent d'uriner, il y a écoulement vaginal.

Les règles sont ordinairement normales, mais de temps à autre surviennent des exacerbations aiguës en dehors de ces époques, puis, à la longue, d'autres phénomènes apparaissent, l'appétit diminue, les malades maigrissent. La guérison arrive, quelquefois au moment du retour, mais ce n'est pas la règle, car il arrive plus souvent que la métrite persiste jusqu'à l'âge de cinquante ou soixante ans.

Cette maladie n'est pas mortelle, mais elle empoisonne l'existence et résiste en général à tous les traitements.

A l'exemple de Jackson et de Thure Brandt, je puis affirmer que j'ai vu disparaître chez un bon nombre de mes clientes, tous les symptômes de la métrite, après avoir rétabli les échanges de nutrition par le massage dans différents cas où les scarifications et cautérisations n'avaient pas réussi. J'ai même obtenu des guérisons certaines après avoir pratiqué alternativement une séance de massage et une d'électricité.

III

Endométrite aiguë

C'est une inflammation de la muqueuse utérine qui ne se montre jamais avant l'âge de la puberté. L'endométrite aigüe blennorrhagique est la plus fréquente.

En outre, cette inflammation aigüe de la muqueuse utérine est souvent la conséquence de la période menstruelle; elle se produit dès lors après une imprudence de la femme qui s'est exposée à l'action du froid. Il n'est pas très rare en outre de rencontrer l'endométrite après certaines maladies infectueuses: fièvre typhoïde, rougeole, scarlatine, choléra.

C'est une maladie fébrile qui débute par un frisson; il y a une très légère augmentation du volume de l'utérus et très peu de douleurs. Le col est rouge, recouvert d'érosions, et la malade éprouve constamment le besoin d'uriner. La muqueuse utérine est très sensible au cathétérisme.

L'endométrite devient grave lorsqu'elle s'étend au péritoine.

Je conseille dans les métrites les courants continus de 25 à 30 milliampères pendant 5 minutes chaque jour, défense de coïter, laxatifs et diurétiques, injections intra-utérines à la créoline ou au sublimé.

IV

Endométrite chronique.

Toutes les influences qui peuvent produire des modifications circulatoires dans l'utérus sont des causes d'endométrite chronique, telles sont, par exemple, les irritations sexuelles contre nature.

Les endométrites chroniques que l'on observe à la suite des couches et des avortements, sont également provoquées par les désordres circulatoires.

La pénétration dans la cavité utérine de substances nuisibles, telles que le pus blennhorragique peut déterminer l'endométrite, il en est de même lorsque des agents phogogènes quelconques ont pénétré dans la cavité utérine. Chez des nullipares, même chez des petites filles, on constate des endométrites, qui, certainement ont pour cause première la masturbation.

La muqueuse est lisse ou boursouflée, ou recouverte de fongosités, selon que l'endométrie est glandulaire interstitielle ou fongueuse.

Les symptômes ordinaires consistent dans une sécrétion séreuse ou muqueuse mélangée de sang et rarement de pus. Puis arrivent des douleurs à l'époque des règles. Ces douleurs violentes sont plus intenses quand il ne survient pas d'écoulement sanguin. Leur siège est rapporté aux cuisses ou dans le ventre.

Les malades ressentent parfois une sensation pénible de chatouillement profond qui les énerve au-delà de toute expression. Le signe pathogomonique de l'endométrite, c'est la douleur éveillée par le cathétérisme ; à un moment donné, la malade s'écrie : « c'est là le mal ! » Il y a aussi quelquefois des nausées et des vomissements. Cette maladie compromet le bien-être de l'existence et l'existence même, car les hémorragies fréquentes anémient profondément les malades.

Voici un cas où, avant de traiter la malade par l'élec-

tricité à intensité faible, il est indiqué de suivre
l'exemple de Doléris qui a eu l'honneur d'introduire en
France une nouvelle médication qui consiste dans le
curetage de l'utérus, opération qui a donné une nouvelle impulsion à la gynécologie. Pour mon compte j'ai
obtenu, grâce à cette méthode nouvelle, des succès
remarquables en faisant, dans l'intervalle des cure-
tages, une séance d'électricité de 25 à 30 milliampères
et ne dépassant jamais ce chiffre.

J'associe à l'électricité quelques séances de massage.

J'ai pu m'en tenir là dans la plupart des circonstances.

V

Catarrhe du col

C'est l'endométrite cervicale. Les mêmes causes qui
déterminent le catarrhe du corps, déterminent celui du
col. Mais, en plus de ces causes ordinaires, il y en a une
qui tient à ce que le col est plus en rapport que le corps
avec les agents nocifs venus du dehors.

A la suite des accouchements et des fausses couches,
le catarrhe du col est fréquent.

Les pertes blanches constituent un des signes principaux de cette maladie. La malade se fatigue, s'amaigrit
ressent des douleurs dans les reins, ainsi qu'une sensation insupportable dans la profondeur du bassin. La
maladie se prolonge généralement pendant des années.

Le catarrhe ne guérit pas spontanément et à besoin
d'un traitement énergique.

Au dire des auteurs allemands, des catarrhes anciens

négligés, peuvent donner lieu à des dégénérescences de mauvaise nature, aussi le pronostic doit être réservé dans ce cas.

Le traitement consiste à faire éviter aux malades la constipation et les rapports sexuels, enfin, tout ce qui peut être une cause d'irritation pour l'utérus. Le massage m'a donné des résultats satisfaisants.

CHAPITRE VIII

—

I

Périmétrite

Ce n'est en somme, qu'une péritonite partielle.

Elle intéresse le péritoine pelvien et. pour ce motif, elle est mieux désignée sous le nom de pelvi-péritonite.

Elle s'accompagne souvent d'épanchements liquides ; souvent cette maladie n'est que la complication d'une foule de maladies ou de déplacements de l'utérus.

Les collections liquides peuvent rester stationnaires pendant un temps plus ou moins long, mais elles peuvent aussi se résorber ou s'ouvrir dans le rectum ou le vagin, etc. Elles peuvent enfin se terminer par des abcès dans le ventre qui produisent la péritonite généralisée.

Souvent les souffrances sont trop légères et ne consistent que dans des douleurs abdominales passagères, de fortes envies d'uriner, une diarrhée continuelle ou de la constipation et pas de fièvre. Les rapports sexuels sont douloureux : voici pour la forme chronique.

Dans les cas aigus, à la suite de métrite, l'endométrite

ou de blennorrhagie, la maladie débute comme une péritonite partielle quelconque. Il y a alors frisson, élévation de température, sensibilité extrême de l'abdomen, météorisme et vomissements, puis la péritonite se généralise et la malade meurt ordinairement; ou bien la peritonite se limite et laisse après elle des altérations graves, très dangereuses qui consistent dans des épaississements du péritoine et des fausses membranes.

La périmétrite est toujours une maladie sérieuse. Les hémorragies des néo-membranes peuvent produire l'hématocèle. Les membranes provoquent des changements de position de l'utérus, des tiraillements des intestins et même leur sténose.

Je ne parlerai pas du traitement de la périmétrite aigüe qui sera celui de la péritonite. Dans la périmétrite chronique les scarifications du col seront très utiles, même dans les cas où il n'y aura pas de métrite.

Dans cette maladie, le massage est indispensable et l'on devra le pratiquer aussitôt qu'il n'y aura plus de trace d'inflammation pour obtenir la résorption de l'exsudat. J'ai même souvent obtenu par ce traitement la résorption partielle d'*anciens* exsudats.

Par le massage on détruit aussi un grand nombre d'adhérences. Inutile dans ce cas d'employer l'électricité.

II

Paramétrite

Cette maladie consiste en un phlegmon du tissu conjonctif du bassin. Elle est due à la pénétration d'un virus dans le cas où l'épithélium utérin est lésé. Elle siège autour de la partie supérieure du vagin et entre les ligaments larges.

Souvent elle se déclare, à l'état aigu, par un frisson, de la fièvre, par une douleur dans la profondeur du bassin, etc. Enfin, l'exsudat formé se résorbe ou l'inflammation se communique au péritoine.

Le traitement consiste : dans la désinfection des voies d'entrée du virus, puis il faut favoriser la résorption de l'exsudat par le massage et les bains salés.

CHAPITRE IX

I

Salpingite

La salpingite est une inflammation des trompes. Généralement due à la propagation d'une endométrite, elle est presque toujours le résultat d'une inflammation envahissante, venant des organes voisins. L'endométrite blennorrhagique est celle qui détermine le plus fréquemment cette maladie.

La marche de cette affection est chronique. La moindre pression sur l'abdomen détermine des douleurs, peu à peu la nutrition en souffre et la femme maigrit de jour en jour. La guérison est rarement complète, et souvent la péritonite survient à la suite de nouvelles inflammations.

Au début, le traitement par l'électricité et le massage n'aurait aucune valeur, et le seul remède efficace est celui que Doléris a indiqué, dans les quinze observations sérieuses qu'il a données, de salpingites guéries sans autre opération que la dilatation du col.

Je favorise la guérison par le massage.

II

Ovarite aigüe

Il y a deux sortes d'ovarites aigües : l'ovarite parenchymateuse ou folliculaire et l'ovarite intersticielle, qui consiste dans l'inflammation du stroma conjonctif.

En dehors de l'époque [puerpérale la forme intersticielle est très rare; elle peut cependant résulter d'une suppression du flux menstruel.

L'ovarite peut se terminer par la formation d'abcès.

Dans les cas d'ovarite aigüe, l'on aura rarement à intervenir par une thérapeutique active. Les uns évacuent les abcès, à l'aide d'un trocart, les autres conseillent la laparotomie.

Le traitement de l'ovarite 'aigüe consiste, pour moi, dans le massage, qui fait disparaître complètement tous les accidents, la douleur violente disparaît parfois après une seule séance.

III

Ovarite chronique

Cette maladie consiste dans le gonflement chronique des ovaires, accompagné de sensibilité douloureuse. On la rencontre généralement chez de jeunes femmes atteintes d'endométrite ou de vaginite.

Les souffrances sont très vives, la constipation est opiniâtre et augmente les douleurs qui deviennent intolérables. Les règles sont abondantes, précédées de grandes douleurs qui disparaissent après l'écoulement.

La première chose à faire est de soigner le catarrhe vaginal et d'engager la malade au repos absolu. Les tampons vaginaux iodoformés sont efficaces, mais pour obtenir la guérison certaine et éviter l'ovariotomie, le traitement par l'électricité est absolument nécessaire.

Il suffit d'une séance quotidienne de 5 minutes avec 25 à 30 milliampères, au maximum, suivie de l'introduction du tampon iodoformé dans le vagin, et continue pendant une quinzaine.

Brandt de Stockolm emploie le massage dans cette circonstance et si je ne l'ai pas employé jusqu'à présent dans l'ovarite, en même temps que l'électricité, je ne manquerai pas de le pratiquer à la première occasion.

CHAPITRE X

—

TROUBLES DE LA MENSTRUATION

I

Aménorrhée

L'aménorrhée est permanente ou transitoire. Permanente, elle est due à un arrêt du développement de l'utérus et des ovaires ; on la rencontre rarement. L'aménorrhée transitoire est due le plus souvent à un vice de nutrition ou à des maladies générales débilitantes (chlorose, phtisie, etc.). Il y a aussi des causes psychiques ; ainsi elle se déclare chez des jeunes filles qui ont peur d'une grossesse et chez des femmes qui désirent être enceintes.

Le traitement consiste dans une bonne alimentation, dans un régime reconstituant, le grand air, un exercice modéré, et, avant tout, le massage général. Je ne compte plus aujourd'hui le nombre des guérisons que j'ai obtenues par le massage seul, et quelquefois combiné avec l'électricité.

II

Dysménorrhée

La femme, fût-elle bien portante, souffre souvent au moment des règles. Un grand nombre de femmes ressentent même de violentes douleurs, mais le vrai type de la dysménorrhée consiste dans ces trop nombreuses maladies dans lesquelles le sang est retenu mécaniquement, soit par la sténose du col, soit par l'antéflexion, soit par l'oblitération due à la présence d'une tumeur.

Voici comment je procède dans ces cas. Après une séance de massage, j'électrise pendant 5 à 10 minutes. J'applique le rôle positif à un centimètre dans le col et le pôle négatif sur l'abdomen, et je ne dépasse pas 25 à 35 milliampères.

CHAPITRE XI

—

DILATATION ET PROLAPSUS UTÉRIN

I

Prolapsus utérin.

La chute de la matrice est une maladie plus rare qu'on ne l'imagine, car il est beaucoup plus commun de rencontrer une hypertrophie du col qu'une vraie chute de l'utérus. Ce prolapsus est occasionné par le relâchement du vagin et son allongement à la suite des accouchements.

La gravité du prolapsus dépend du degré d'ouverture de la vulve, élargie plus ou moins par les accouchements répétés et les déchirures du périnée.

Enfin, la toux, les vomissements, la constipation, sont des causes de prolapsus.

La descente se fait peu à peu et se manifeste par une sensation de pesanteur du côté du périnée, des douleurs de reins intolérables.

La marche de l'affection est donc chonique, la descente se prononce de plus en plus et la tumeur finit par ne plus pouvoir être réduite.

Je n'ai jamais compris l'utilité des pessaires qui, tous, présentent des inconvénients plus ou moins graves.

Lucas Championnière, à la Société de Chirurgie, n'a pas hésité dernièrement, dans une de ses séances, à les qualifier de nuisibles. Il est bon d'éviter la colporrhaphie, cela va sans dire, et pour cela nous avons à notre disposition un moyen bien puissant qui consiste dans le massage. Thure Brandt a obtenu des résultats excellents par cette méthode.

Ce massage comporte trois sortes de manœuvres : 1° élévation de l'utérus ; 2° gymnastique des jambes ; 3° tapotements de la région lombaire.

L'élévation de l'utérus doit être pratiquée selon les règles du massage suédois et exige un aide. L'aide réduit l'utérus et le maintient en antéversion normale ; l'opérateur déprime les parois abdominales latéralement, étreint le corps de l'organe de ses deux mains, l'élève jusqu'au maximum et abandonne ensuite la matrice que l'aide empêche de tomber en rétroversion.

La gymnastique des jambes consiste à faire rassembler les talons et les genoux de la patiente ; l'opérateur produit l'écartement pendant que la malade résiste. A ce moment, l'opérateur essaye le rapprochement, auquel doit s'opposer la malade ; c'est là de la gymnastique de l'opposant.

Les tapotements sont faits dans la région lombaire avec le bord ulnaire des mains ; ils sont rapides comme l'acte de hacher. Leur action n'est du reste que secondaire.

II

Dilatation de l'utérus

Grâce au procédé particulier de Vulliet, on peut pratiquer et réitérer à volonté toutes sortes de manœuvres

digitales intra-utérines, imprimer à l'utérus des mouvements de divers sens, lui faire subir des palpations,
frictions et malaxations bi-manuelles, des mouvements
de bascule et des refoulements en totalité de l'organe.

Après des séances de trois à quatre minutes au plus,
il est nécessaire d'irriguer la cavité et replacer les
tampons qui doivent maintenir la dilatation pour la
séance suivante. Si violentes que puissent paraître ces
manœuvres, elles le sont moins que les opérations que
l'on exécute aujourd'hui pour remédier à certaines
déviations. On peut aussi employer soit le curvateur
utérin de Vulliet, avec lequel on peut imprimer à l'utérus
le plus fléchi une flexion diamétralement opposée, soit
la sonde de Miller, qui est cependant moins commode.

CHAPITRE XII

—

I

Les fibrômes de l'utérus constituent une affection très commune. Ce n'est que fort tard qu'ils donnent lieu à des symptômes ; de sorte qu'ils sont déjà anciens quand on les constate.

L'origine de ces tumeurs est peu connue. On a incriminé les terreurs violentes, le chant, l'enseignement, les vomitifs, l'avortement, l'abstention des plaisirs sexuels, la fièvre typhoïde, etc. ; mais, en somme, ce sont les changements physiologiques de l'utérus au moment de la menstruation ou de la grossesse, qui jouent le plus grand rôle, relativement à l'étiologie des fibrômes, tumeurs dures, criant sous le couteau, d'un blanc brillant, quelquefois rougeâtre.

II

Les dimensions de ces néoplasmes varient beaucoup; ils peuvent se développer suffisamment pour peser jusqu'à 40 kilogrammes.

On les rencontre isolés ou en plus ou moins grand nombre.

Ils débutent par de petits nœuds formés par des faisceaux de fibres musculaires qui s'entrecroisent et prennent une direction tortueuse au lieu de marcher parallèlement aux autres.

La muqueuse utérine est le siège de végétations analogues à celles de la métrite fougueuse, et les hémorragies sont identiques à celles de l'endométrite. L'utérus est, en général, épaissi.

Ces tumeurs subissent une série de transformations. Elles peuvent se calcifier, s'indurer, se ramollir, supurer et se gangrener.

Quelques auteurs ont admis la transformation cancéreuse, mais je ne puis partager leur opinion à cet égard.

Les fibrômes se divisent en fibrômes du corps et en fibrômes du col (ceux-ci sont plus rares), et se subdivisent en fibrômes sous-séreux, interstitiels et sous-muqueux.

III

Symptômes. — A. Quand les tumeurs sont sous-séreuses et ne dépassent pas un certain volume, elles restent inconnues puisqu'elles ne causent aucun trouble sérieux ; mais, à mesure qu'elles prennent des proportions plus grandes, il survient des troubles de la miction et de la défécation. Les malades se trouvent soulagés dans la position horizontale. La compression exercée par la tumeur peut produire des névralgies et des paralysies des membres inférieurs.

B. Quand les tumeurs sont sous-muqueuses, elles se manifestent plus tôt, parce que des hémorragies et des écoulements muqueux sont le résultat du rapport de ces tumeurs avec la muqueuse intéressée.

C. Quand elles sont intersticielles, elles donnent lieu aux déformations les plus diverses de l'utérus et l'on a vu, dans ce cas, survenir des ruptures qui ont occasionné des péritonites mortelles.

IV

Pronostic. — Il est essentiellement variable. Souvent les femmes ne s'aperçoivent pas même de la présence de la tumeur, tandis qu'il en est d'autres qui meurent d'hémorragies.

V

On a proposé toute une série d'agents révulsifs pour faire résorber la tumeur, mais les résultats ont été négatifs. L'arsenic, le phosphore ont été employés sans obtenir la dégénérescence graisseuse des fibrômes. Certains auteurs ont prétendu pouvoir produire cette résorption à l'aide des bains salés, surtout de ceux qui renferment de l'iode et du brôme. Enfin, on a eu recours au traitement par l'électricité.

J'ai obtenu les résultats les plus brillants par le massage, avec son unique secours j'ai fait diparaître plusieurs fois les accidents les plus pénibles. Il m'est arrivé même d'arrêter des hémorragies en saisissant simplement le col et le comprimant avec les doigts par une sorte de forcipressure digitale.

Quand le massage ne suffit pas au traitement, j'emploie les courants continus, mais en me gardant bien de les employer à hautes intensités : 25 à 50 milliampères me suffisent toujours. Je suis donc amené à penser que l'électricité, combinée en massage, est le plus puissant moyen pour arrêter les hémorragies, pour faire disparaître les douleurs, améliorer la santé générale, enfin pour rendre à la vie active des femmes que ces tumeurs avaient rendues complètement impotentes. Tels sont les merveilleux effets des courants continus qui rivalisent avec le massage dans le traitement des fibrômes utérins.

Quant à la régression complète des fibrômes, je n'y crois pas. A mon point de vue, elle n'est qu'apparente et cette apparence est due à la disposition des congestions locales des épanchements et des exsudats qui les accompagnent.

CHAPITRE XIII

—

LE MASSAGE EN OBSTÉTRIQUE

I

L'emploi du massage en obstétrique est certainement aussi ancien que l'accouchement lui-même. Tous les peuples sauvages le pratiquent et avec beaucoup d'adresse.

Engelman, Mallat, Leclerc, Krebel, Hureau de Ville-neuve et Ploss nous fournissent les détails les plus complets sur l'accouchement chez les sauvages et les peuples peu civilisés. Tous ces auteurs s'accordent à reconnaître que les frictions abdominales et l'expression utérine sont de tradition pour aider l'expulsion du fœtus.

Voici comment les Indiens pratiquent. La parturiente est debout, soutenue sous les épaules par une autre femme. Pendant ce temps la matrone fait des frictions sur le ventre, des pressions fortes et profondes dirigées de haut en bas, jusqu'à ce que l'expulsion du fœtus ait eu lieu *(Voyez fig. 30)*.

En Chine, on emploie à peu près les mêmes manœuvres, mais d'une façon plus brutale. La parturiente est dans le décubitus horizontal, les jambes écartées et fléchies. La matrone fait des pressions énergiques sur le ventre avec les mains, et, quand cela ne suffit pas, elle va jusqu'à piétiner le ventre de la femme pour amener une expulsion plus rapide du fœtus.

J'ai modifié ce système barbare et j'ai recours à un procédé plus rationel et plus scientifique.

La femme est placée dans la position obstétricale. Aussitôt que les douleurs commencent, j'introduis une main dans le vagin pour dilater lentement et progressivement le col. Je ne fais qu'actionner et hâter en quelque sorte le travail de la nature. L'autre main reste appliquée sur le ventre et exerce des pressions très douces qui produisent des résultats analogues à l'expression violente des Indiens et des Chinois, mais sans douleurs et sans danger.

J'ai pratiqué depuis quelque temps un grand nombre d'accouchements et je suis arrivé généralement, avec ma méthode, à de promptes et heureuses délivrances.

Dans quelques cas d'inertie utérine, j'ai quelquefois eu recours aux courants d'induction pour réveiller des contractions un peu lentes et obtenir une terminaison plus rapide. Mais, dans la plupart des cas, le massage seul m'a suffi.

II

Actuellement le massage est encore employé par les sages-femmes pour réveiller les contractions utérines,

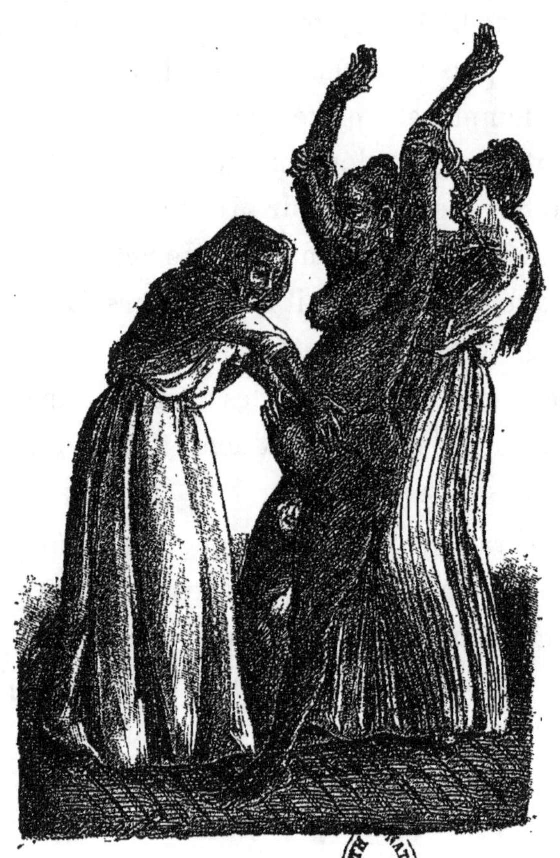

Fig. 30

là où les médecins emploient de préférence le seigle ergoté et le forceps.

Cette méthode a été vantée par Kristeller qui l'aurait appliquée avec beaucoup de succès.

Voici en deux mots comment on procède.

On fait coucher la femme sur le dos. On saisit le fond de la matrice avec les deux mains posées à plat, puis par des frictions très douces on cherche à provoquer une contraction, on attend que celle-ci soit passée et on recommence.

Par cette méthode, on réussit quelquefois à aider et à suppléer la nature.

III

La version par manœuvres externes, tant vantée ces derniers temps par Pinard, n'est en somme qu'une forme du massage.

Cette opération peut dans bien des circonstances rendre de sérieux services et éviter des opérations beaucoup plus difficiles et surtout beaucoup plus dangereuses : applications de forceps, version podalique, etc...

IV

Crédé recommande l'emploi du massage pour hâter la délivrance. Il n'est d'ailleurs pas une sage-femme ni un médecin qui n'ait recours à ce procédé.

La main posée à plat sur la matrice, exerce d'abord quelques frottements très légers, puis des frictions de plus en plus vives et pétrit l'organe entre les doigts.

On s'efforce de pétrir au moment des contractions pour en augmenter l'intensité.

Cette manœuvre évite souvent l'introduction de la main dans la matrice, ce qui n'est encore qu'une forme du massage.

V

Enfin le massage peut encore rendre de réels services après l'accouchement.

On peut l'employer avec succès pour calmer les tranchées utérines, et surtout pour réveiller les contractions dans les cas d'inertie et d'hémorragie. Il aide puissamment à l'action du seigle ergoté et évite bien souvent l'emploi de ce médicament.

DEUXIÈME PARTIE

Le massage en chirurgie

CHAPITRE I. — *Le massage dans les fractures*

CHAPITRE II. — *Le massage dans l'entorse*

CHAPITRE III. — *Le massage dans les arthropathies*

TROISIÈME PARTIE

Le massage en médecine

QUATRIÈME PARTIE

Le massage en gynécologie et en obstétrique

www.ingramcontent.com/pod-product-compliance
Lightning Source LLC
Chambersburg PA
CBHW051306060726
47596CB00001B/254